日本版
重症患者の栄養療法ガイドライン
総論 2016 & 病態別 2017
（J-CCNTG）

Japanese Guidelines for Nutrition Support Therapy
in the Adult and Pediatric Critically Ill Patients:
General and Disease-Specific Nutrition Support Therapy
（Japanese critical care nutrition therapy guidelines）

ダイジェスト版

一般社団法人 **日本集中治療医学会**

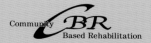

緒　言（ダイジェスト版）

　海外では重症患者を対象とした栄養管理ガイドラインが複数存在しますが，本邦には存在しませんでした．また，海外のエビデンスや医療状況に基づいたガイドラインを本邦の医療現場にそのまま適応できない場合もあります．そこで，日本集中治療医学会は，本邦の臨床に適応したガイドラインを作成する目的で，国際ガイドラインでは言及されていないが本邦で行われている治療，海外では行われているが本邦には存在しない治療などを考慮し，総論的なクリニカルクエスチョン（CQ）とその推奨で構成した「日本版 重症患者の栄養療法ガイドライン」を 2016 年 3 月に発刊しました．各推奨作成にあたって，既存のシステマティックレビューとメタ解析，国際ガイドラインの推奨の流用が可能かどうかを検討し，必要であればシステマティックレビューを行っています．

　一方，重症患者では臓器障害や病前合併症の状況に応じて，特殊な急性期栄養療法を要する場合も少なくありません．そこで，引き続き，これらの個々の状況における栄養療法を行う際の臨床的補助となることを目的として，病態別の CQ の立案とその推奨の作成を行い，「日本版 重症患者の栄養療法ガイドライン：病態別栄養療法」を 2017 年 9 月に発刊しました．病態別ガイドラインで対象とした 6 つの特殊病態は以下のいずれかの条件に合致するものです：① 国際ガイドラインでは言及されない治療が本邦で行われている病態（急性膵炎，中枢神経障害），② 国際ガイドラインで言及されている治療が本邦では一般的に行われていない病態（呼吸不全，急性腎障害，急性膵炎），③ 国際ガイドラインで対象とされている患者群が本邦の一般的な患者群とは異なる病態（高度肥満），④ 一般的な栄養療法を適応できない病態（肝不全），⑤ 本邦の臨床現場で栄養治療の理解に混乱がみられる病態（呼吸不全，急性膵炎）．

　ガイドライン作成後の最も重要なステップは "普及" ですが，本ガイドラインは，総論 97 ページ，各論（病態別栄養療法）23 ページ，各ページ 2 段組と大きな書物となり，また Web 上からダウンロードする PDF 版ですので，臨床現場では少々使いづらいのではないかと思われます．そこで，日本版重症患者の栄養管理ガイドライン作成委員会は，ベッドサイドで簡単にアプローチできるよう骨子のみをまとめたダイジェスト版を作成しました．作成方針は，ガイドライン本書の文章を抜き出すこととし，大意を変えないように留意しました．その結果，文字数で 32 万字から 17 万字に減りました．したがって，解説には最低限の情報しか述べられていません．読者

の方々には，まずはダイジェスト版でCQと推奨の骨子を理解していただき，疑問や興味があれば本ガイドライン原本の詳しい解説を参照していただくようお願いします．原本の解説には推奨に至った理由や注意点など，知って得する情報が記述されています．

　それから，普及のために外観も工夫しました．まず，表紙の色をピンクにし，ベッドサイドで持ち歩いても映える明るいイメージにしました．そして，英語の省略タイトルを「J-CCNTG」と命名しました．これは「Japanese Guidelines for Critical Care Nutrition Therapy」というガイドラインの別名を考え，その頭文字を取ったものです．表紙の挿絵は医療系の冊子であることがわかる絵として，私がMacで作ったものを使いました．これはあまりイケてないと思いますが，描かれている蛋白代謝経路は記憶に残るのではないでしょうか？　一方，裏表紙の絵では，遠い未来の栄養治療を想像してみました．未来像ということで，私の中学時代の同級生でちょっと不気味な少女漫画を描いている鈴木路彦くんにお願いしました．不思議な非現実感とほのぼの感が醸し出されていて，印象深いのではないでしょうか？　これらが少しでも話題になって普及に役立てば狙いどおりなのですが．

　このダイジェスト版を発行することにより，ガイドラインが普及すること，そして臨床現場における疑問や新しい研究テーマが議論される礎となることを祈念しております．

　最後に，栄養投与法が生命など重要な転機を左右することを鑑みて，本ガイドラインの名前に「栄養管理」ではなく「栄養療法」を用いています．この心意気を汲み取っていただけると幸甚です．

2018年1月

一般社団法人日本集中治療医学会
日本版重症患者の栄養管理ガイドライン作成委員会

委員長　**小谷　穣治**

目 次

第1章　基本方針

第2章　栄養管理の実際：成人

第3章　栄養管理の実際：小児

イラスト：（表紙）小谷　穣治，（裏表紙）鈴木　路彦

不適切な栄養投与や麻痺性イレウスの長期化を防ぐために，診断や処置に伴う絶食期間を最小限にとどめる．

以上のことをすべて弱く推奨する（2C）．（作成方法 A）

3. 経腸栄養投与量の増量の方法

A3. 目標量の達成度を高めるために，経腸栄養療法プロトコールを使用することを弱く推奨する（2C）．（作成方法 A）

4. 経腸栄養と誤嚥

A4. 経腸栄養施行中は逆流や誤嚥のリスクを評価し，逆流や誤嚥のリスクが疑われる症例ではリスクを低減するための手段を講じることを推奨する（推奨度と作成方法は A4-1.〜A4-5. に個別に記載）．

A4-1. 経腸栄養を行っているすべての気管挿管患者では，ベッドの頭側（上半身）を 30〜45°挙上することを弱く推奨する（1C）．（作成方法 A）

A4-2. 誤嚥のハイリスク患者や経胃投与に不耐性（行うことが困難）を示す患者に対しては，経腸栄養が間欠投与で行われている場合は持続投与に切り替えることを弱く推奨する（2C）．（作成方法 A）

A4-3. 誤嚥のハイリスク患者や経胃投与に不耐性を示す患者に対しては，投与可能であれば，腸管運動促進薬（メトクロプラミドやエリスロマイシン）や麻薬拮抗薬（ナロキソン）などを開始することを弱く推奨する（2D）．（作成方法 A）

A4-4. 誤嚥のハイリスク患者や経胃投与に不耐性を示す患者に対しては，幽門後経路による栄養投与への切り替えを考慮することを弱く推奨する（2C）．（作成方法 A）（第 2 章の B-CQ3 を参照）

A4-5. 人工呼吸器関連肺炎のリスクを低減するために本邦で使用できる濃度の口腔洗浄用クロルヘキシジンによる口腔洗浄は行わないことを強く推奨する（1C）．（作成方法 F-1）

5. 下痢の発生時の対応

A5. 原因の詳細な評価を行い，その結果に基づいて対応することを強く推奨する（1D）．（作成方法 F-1）

1. アルギニン

A1. アルギニンを強化した免疫調整栄養剤を重症度の高い集中治療患者に対して使用しないことを弱く推奨する（2C）．（作成方法 A）

2. グルタミン

A2-1. グルタミンを強化した経腸栄養の投与を熱傷と外傷患者で考慮することを弱く推奨する（2B）．（作成方法 A）

A2-2. ショック，多臓器障害を呈する場合は，グルタミンを強化した経腸栄養の投与は控えることを強く推奨する（1A）．（作成方法 F-1）

3. n-3 系多価不飽和脂肪酸

A3-1. ARDS 患者に関しては n-3 系脂肪酸（EPA），γ リノレン酸，抗酸化物質を強化した経腸栄養剤使用を弱く推奨する（2B）．（作成方法 A）

A3-2. Sepsis/Severe sepsis/Septic shock の患者に関しては n-3 系脂肪酸（EPA），γ リノレン酸，抗酸化物質を強化した経腸栄養剤の使用を考慮することを弱く推奨する（2B）．

第1章
基本方針

本ガイドラインの基本理念・概要

作成委員会・編集者

本書の構成と見方

本ガイドラインの基本理念・概要

A．ガイドラインの目的

　国際的には複数存在する重症患者全般をターゲットとした栄養管理ガイドラインが存在するが本邦には存在しない．そこで，以下を目的として本ガイドラインを作成した．

- 重症患者を対象としたガイドラインを作成すること．すなわち，本邦の既存の栄養管理ガイドラインとは対象が異なる．
- 各クリニカルクエスチョンに対する推奨作成にあたって，日本医療機能評価機構 EBM 医療情報事業部（Minds）による「Minds 診療ガイドライン作成の手引き」[1]を参考として，過去のエビデンスを Systematic Review により再評価すること．すなわち，本邦の既存の栄養管理ガイドラインとはエビデンス評価の手法が異なる．
- 重症患者治療の臨床現場で遭遇するさまざまな病態において医療者に治療の選択肢とその根拠を提示し，治療方針決定の一助となること．
- 国際ガイドラインでは言及されないが本邦で行われている治療，または言及されているが本邦には存在しない治療に言及し，本邦の臨床に適応した推奨を提示すること．
- 栄養療法に関わるすべての医療者に利用されること．

B．ガイドラインの限界

　本ガイドラインは，決して推奨している行為を実行することを要求するものではない．また，本ガイドラインの使用は，アウトカムや生存の改善を保証するものではない．医学とは，経験や論理により可能性を追求する学問であり，言い換えれば不確実な予測に基づいている．また，医療の現場では学問的な観点に立った評価や判断ができない事象・事情が日常的にある．したがって，医療提供者は個々の患者の病態や背景，事情を鑑みて治療方針を決定するべきであり，本ガイドラインはその方針決定において従来のエビデンスを評価する一助となるものである．すなわち，医療提供者の判断は常にガイドラインの推奨より正当に優先される．

　本ガイドラインは，今までに発表された文献のレビューやアナリシス，国内外のガイドライン，または専門家の意見や臨床現場の事情を鑑みて支持される推奨を提示している．

　なお，本ガイドラインで引用した研究における「重症患者（ICU 患者）」は，多様な疾患を持つ患者である．このように明確な対象患者を特定できていないことが本ガイドラインの最大の弱点である．また，検証対象とした研究の多くは，サンプルサイズが小さい，患者の病態が不均一，病態や重症度の評価が曖昧である，患者の栄養状態の評価が欠如している，

解析において統計学的なパワーに欠けるなどの問題がある．これらの事情は，推奨度の決定に反映した．

C．今後のアップデート

今後，新しい研究結果に基づき，定期的に改訂される予定である．

D．ガイドライン使用者

医師，看護師，栄養士，薬剤師，理学療法士，検査技師など，重症患者の栄養治療に関わるすべての医療者をガイドライン使用者とする．

E．作成方法

1．推奨の決定の方針（表 1E-1）

各項目ごとに日本集中治療医学会重症患者の栄養管理ガイドライン委員会の委員の中から1名の担当者を決めた．各担当者は，担当領域におけるクリニカルクエスチョンを作成した．次に，表 1 のごとく "推奨の決定の方針" のカテゴリーを定め，各クリニカルクエスチョンが "推奨の決定の方針" のいずれのカテゴリーにあたるかを決定し，方針を決めた．この "推奨の決定の方針" における国際ガイドラインとは，2006 年に欧州静脈経腸栄養学会（ESPEN）から発表された「経腸栄養ガイドライン 2006」（ESPEN‐EN2006)[2-5]，2009 年に ESPEN から発表された「静脈栄養ガイドライン」（ESPEN‐PN2009)[6-10]，2009 年に米国静脈経腸栄養学会（American Society for Parenteral and Enteral Nutrition：ASPEN）と米国集中治療医学会（Society of Critical Care Medicine：SCCM）より合同で発表された「重症患者に対する栄養指示療法ガイドライン」（ASPEN/SCCM2009)[11]，2003 年にカナダの Critical Care Nutrition グループから発表され現在も Web 上で改訂されている「人工呼吸器管理下の成人 ICU 患者に対する栄養ガイドライン」（Canadian clinical practice guidelines for nutrition support in mechanically ventilated, critically ill adult patients：CCPG)[12]，2013 年に発表された「Surviving Sepsis Campaign Guidelines 2012」[13]の Nutrition が主たるものであるが，必要に応じてこれら以外の国際ガイドラインを参照した項目もある．参照した国際ガイドラインは解説内で言及した．

2．推奨の根拠とした論文の選択方法

原則的に 1980 年 1 月以降 2014 年 12 月までの文献を対象に PubMed，Medline（Ovid），Cochran Database of Systematic Reviews からキーワードを「(randomized OR randomised) AND〔(acute AND (ill OR illness)) OR (critically ill) OR (ICU) OR (sepsis) OR (intensive care)〕」とし，系統的網羅的検索を行ったが，2015 年度に発表された文献のうち，重要

A）国際ガイドラインが一致した意見を述べており，以降に RCT およびメタ解析が存在しない．さらに，日本語のエビデンスが国際ガイドラインと一致する．→ガイドラインと一致した推奨を行い，日本語の研究結果にも言及する

B）国際ガイドラインが一致した意見を述べていない．→文献 Review・構造化（日本語文献を含めて）

C）国際ガイドラインが一致した意見を述べているが，以降に RCT およびメタ解析が存在する．両者の結論が一致する．さらに，日本語のエビデンスが国際ガイドラインと一致する．→ガイドラインと一致した推奨を行い，最近の研究結果と日本語の研究結果にも言及する

D）国際ガイドラインが一致した意見を述べているが，以降に RCT およびメタ解析が存在する．両者の結論が一致していない．または，日本語のエビデンスが国際ガイドラインと一致していない．→文献 Review・構造化（日本語文献を含めて）

E-1）国際的ガイドラインに取り上げられていないが，関連したメタ解析が存在する（抗潰瘍薬に多い）．メタ解析以降に RCT が存在しない．→メタ解析と一致した推奨を行い，日本語の研究結果にも言及する

E-2）国際的ガイドラインに取り上げられていないが，関連したメタ解析が存在する．メタ解析以降に RCT が存在し，結論が同様である．→メタ解析と一致した推奨を行い，最近の研究結果と日本語の研究結果にも言及する

E-3）国際的ガイドラインに取り上げられていないが，関連したメタ解析が存在する．メタ解析以降に RCT が存在し，結論が異なっている．→文献 Review・構造化（日本語文献を含めて）

F-1）単一の国際的ガイドラインにしか取り上げられていない（小児項目：ASPEN など）．ガイドライン以降に RCT が存在しない．→ガイドラインと一致した推奨を行い，日本語の研究結果にも言及する

F-2）単一の国際的ガイドラインにしか取り上げられていない（小児項目：ASPEN など）．ガイドライン以降に RCT が存在し，結論が同様である．→一部ガイドラインと一致した推奨を行い，最近の研究結果と日本語の研究結果にも言及する

F-3）単一の国際的ガイドラインにしか取り上げられていない（小児項目：ASPEN など）．ガイドライン以降に RCT が存在し，結論が異なっている．→文献 Review・構造化（日本語文献を含めて）

G）ガイドラインに取り上げられていない項目を新たに作成する．→文献 Review・構造化（日本語文献を含めて）を行う

H）その他

備考
・Canadian 2013 の扱い：今ある国際ガイドライン（ASPEN/SCCM 2009, ESPEN on EN 2006, ESPEN on PN 2009, Canadian 2013）の内容が一致していなくても最も最新の Canadian 2013 が近年の RCT を反映しており，その反映内容を委員が妥当と判断するなら Canadian 2013 と同じ推奨を行うことになる
・日本語のエビデンスレベルの評価法は英文誌と同じとする

なものも適宜加えた．

　項目ごとの論文検索の方法は，検索した文献に各クリニカルクエスチョン（CQ）のキーワードを掛け合わせたものを検索することとした．国際ガイドラインを踏襲して一致した推奨を行う場合は，そのガイドラインで引用されている論文を用いた．検索された文献の表題，アブストラクトから項目ごとに，Systematic Review では，6 名の委員が，それ以外

表 1E-2　評価を上下する項目

●評価を下げる 5 項目
① バイアスリスク（−1，−2）
② 患者特性，病態，介入の期間・容量・投与方法，アウトカムなどの非直接性（−1，−2）
③ 結果の非一貫性（−1，−2）
④ 結果の不精確性（−1，−2）
⑤ 出版（報告）バイアス（−1，−2）
点数の目安
全く問題なし　0
軽度の問題あり　0（解説にコメントを記載）
深刻な問題あり　−1（解説にコメントを記載）
重大な問題あり　−2（解説にコメントを記載）
●評価を上げる 3 項目
① 関連性（効果の大きさ）（＋1，＋2）
② 交絡因子のために効果が減少（＋1）
③ 用量反応勾配（＋1）

では各 CQ 担当の 1 名の委員が論文を評価検討し，エビデンスレベルのランク付けを行った．

3．推奨の根拠となった論文のランク付け（エビデンスレベルの決定）（表 1E-2）

それぞれの論文のエビデンスレベルの評価を以下のように行った．日本医療機能評価機構 EBM 医療情報事業部（Minds）による「Minds 診療ガイドライン作成の手引き」[1] を参考にし，その方法を部分的に踏襲した．

1）研究デザインによる評価分類で，RCT 群は A，観察研究群は C から開始する．case series，case study は D とする．

2）そのレベルを上下させる要因があるのかないのか，上下するのであればどれくらいであるか決定する（＋2，＋1，0，−1，−2）．評価する要因は Minds の手引きに従い，以下のような項目とした．ただし，case series，case study は，原則レベルは上げないこととした．

3）2）におけるそれぞれの論文の評価をまとめて総合的に評価し，全体としてのエビデンスレベルの強さを，クオリティー A〜D の 4 段階に決定した．4 つのエビデンスレベルの強さの意味するところはおよそ表 1E-3 および図 1E-1 のとおりである．なお，エビデンスが存在しない場合は E とした．

4．推奨の決定

3．で決定したエビデンスレベルに加えて「推奨の強さ」（表 1E-4）を，表 1E-5 に示す「推奨の強さを判定する 4 要素」を参考にして，3 通りで示した．

表 1E-3　4 つのエビデンスレベルの強さの意味するところ

強さのレベル	定義
クオリティー A（高）	：効果の推定値を強く信頼できる
クオリティー B（中）	：効果の推定値に中程度の信頼がある 　真の効果は，効果の効果推定値におおよそ近いが，それが実質的に異なる可能性もある
クオリティー C（低）	：効果の推定値に対する信頼は限定的である 　真の効果は，効果の推定値と，実質的に異なるかもしれない
クオリティー D（とても低い）	：われわれは，効果推定値がほとんど信頼できない 　真の効果は効果の推定値と実質的におおよそ異なりそうである
クオリティー E（エビデンスがない）	：データがなく評価不能

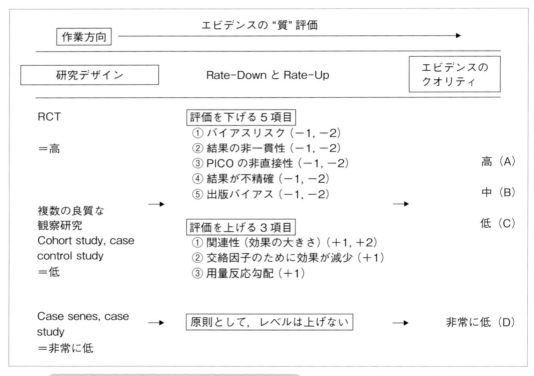

図 1E-1　エビデンスの質の評価方法の模式図（吉岡雅博先生のスライドより引用）

表 1E-4　推奨の強さ

推奨の強さ「1」：行うことを強く推奨する，または行わないことを強く推奨する
推奨の強さ「2」：行うことを弱く推奨する（提案する），または行わないことを弱く推奨する（提案する）
推奨の強さ「unknown field」：明確な推奨ができない

表 1E-5　推奨の強さを判定する 4 要素

```
1．重大なアウトカムに関するエビデンスの質
2．利益と不利益のバランス
3．価値観や好み
4．コストや資源の利用
```

＊重大なアウトカムとは，「生存，ICU 滞在，コスト
　　など，患者の利益になるアウトカム，または合
　　併症などの不利益になるアウトカム」とした．

5.　草案の確定

原稿は各 CQ ごとの担当者（原案の執筆者）ではない委員 2 名による相互査読を経て担当者が改訂し，改訂原案をさらに委員会で 4 度の全体査読を行った上で，委員長が最終原稿を確定した．

6.　最終原稿の完成

パブリックコメントを日本集中治療医学会ホームページ上で募集し（2015 年 4 月 1 日〜31日），その意見を委員会で評価し，反映させて，最終原稿を確定した．

7.　付記

1) 文献は，基本的に各 clinical question（CQ）の後に記載したが，いくつかの連続する CQ にまたがって同じ文献を引用する場合は，その複数の CQ の後にまとめて記載した．
2) 推奨の文言として用いた「推奨する」は，日本語の意味としては「提案する」である．言い換えれば，推奨は現場で医療者が行動決定する場合の参考意見であり，そのとおりに行わないことが誤りではない．最終的な行動決定には，医療者の判断が優先されることを明記する．

文　献

1) 森實敏夫, 吉田雅博, 小島原典子 編：Minds 診療ガイドライン作成の手引き 2014. 福井次矢, 山口直人 監, 東京, 医学書院, 2014
2) Kreymann KG, Berger MM, Deutz NE, et al：ESPEN Guidelines on Enteral Nutrition：Intensive care. Clin Nutr 2006；25：210-23
3) Meier R, Ockenga J, Pertkiewicz M, et al：ESPEN Guidelines on Enteral Nutrition：Pancreas. Clin Nutr 2006；25：275-84
4) Cano N, Fiaccadori E, Tesinsky P, et al：ESPEN Guidelines on Enteral Nutrition：Adult renal failure. Clin Nutr 2006；25：295-310
5) Weimann A, Braga M, Harsanyi L, et al：ESPEN Guidelines on Enteral Nutrition：Surgery including organ transplantation. Clin Nutr 2006；25：224-44
6) Braga M, Ljungqvist O, Soeters P, et al：ESPEN Guidelines on Parenteral Nutrition：surgery.

Clin Nutr 2009 : 28 : 378-86

7) Cano NJ, Aparicio M, Brunori G, et al : ESPEN Guidelines on Parenteral Nutrition : adult renal failure. Clin Nutr 2009 ; 28 : 401-14

8) Gianotti L, Meier R, Lobo DN, et al : ESPEN Guidelines on Parenteral Nutrition : pancreas. Clin Nutr 2009 ; 28 : 428-35

9) Plauth M, Cabre E, Campillo B, et al : ESPEN Guidelines on Parenteral Nutrition : hepatology. Clin Nutr 2009 ; 28 : 436-44

10) Singer P, Berger MM, Van den Berghe G, et al : ESPEN Guidelines on Parenteral Nutrition : intensive care. Clin Nutr 2009 ; 28 : 387-400

11) McClave SA, Martindale RG, Vanek VW, et al : Guidelines for the Provision and Assessment of Nutrition Support Therapy in the Adult Critically Ill Patient : Society of Critical Care Medicine (SCCM) and American Society for Parenteral and Enteral Nutrition (A. S. P. E. N.). JPEN J Parenter Enteral Nutr 2009 ; 33 : 277-316

12) Heyland DK, Dhaliwal R, Drover JW, et al : Canadian Critical Care Clinical Practice Guidelines C : Canadian clinical practice guidelines for nutrition support in mechanically ventilated, critically ill adult patients. JPEN J Parenter Enteral Nutr 2003 ; 27 : 355-73

13) Dellinger RP, Levy MM, Rhodes A, et al : Surviving sepsis campaign : international guidelines for management of severe sepsis and septic shock : 2012. Crit Care Med 2013 ; 41 : 580-637

作成委員会・編集者

日本版 重症患者の栄養療法ガイドライン−総論 2016 & 病態別 2017−
（J-CCNTG）
Japanese Guidelines for Nutrition Support Therapy in the Adult and Pediatric
Critically Ill Patients：General and Disease-Specific Nutrition Support Therapy

ガイドライン作成者
一般社団法人 日本集中治療医学会 日本版 重症患者の栄養管理ガイドライン作成委員会
委員長
小谷　穰治（神戸大学大学院医学研究科外科系講座 災害・救急医学分野）
委員（五十音順）
江木　盛時（神戸大学医学部附属病院 麻酔科）
海塚　安郎（製鉄記念八幡病院 救急・集中治療部）
亀井　有子（市立岸和田市民病院 看護部）
神應　知道（新町クリニック健康管理センター/北里大学医学部）
木下　浩作（日本大学医学部 救急医学系救急集中治療医学分野）
佐藤　格夫（愛媛大学大学院医学系研究科 救急航空医療学講座）
清水　孝宏（地方独立行政法人那覇市立病院 看護部）
清水　義之（大阪母子医療センター 集中治療科）
志馬　伸朗（広島大学大学院医歯薬保健学研究科医学講座 救急集中治療医学）
白井　邦博（兵庫医科大学 救急・災害医学講座）
巽　博臣（札幌医科大学医学部 集中治療医学）
西田　修（藤田保健衛生大学医学部 麻酔・侵襲制御医学講座）
東別府直紀（神戸市立医療センター中央市民病院 麻酔科）
松田　兼一（山梨大学医学部 救急集中治療医学講座）
真弓　俊彦（産業医科大学医学部 救急医学講座）
アドバイザー
平澤　博之（千葉大学/国際医療福祉大学）
担当理事
西田　修（藤田保健衛生大学医学部 麻酔・侵襲制御医学講座）
前担当理事
氏家　良人（川崎医科大学 救急総合診療医学）

ダイジェスト版編集者
小谷　穰治（神戸大学大学院医学研究科外科系講座 災害・救急医学分野）
東別府直紀（神戸市立医療センター中央市民病院 麻酔科）

本書の構成と見方

各クリニカルクエスチョン（CQ）を記載
しています. 各CQに対する推奨内容を
示します

18の領域を示
しています

推奨の強さを
示しています

エビデンスの
強さを示して
います

作成方法を示
しています

G 血糖管理

2. 血糖コントロール

CQ2　血糖値測定をどのようにすべきか？

A2.
1）経静脈的インスリン療法を受けている全ての患者は血糖
値とインスリン投与量が安定するまで1〜2時間ごとに,
安定したのちは4時間ごとに, 血糖値を測定することを
強く推奨する（1C）.（作成方法 C）
2）毛細管血を使用した簡易血糖測定法は血液ガス分析器に
よる血糖測定と比較して測定誤差が大きく, 正確性に欠
けるため, 血液ガス分析器による血糖測定の使用を強く
推奨する（1B）.（作成方法 C）
3）血液ガス分析器による血糖測定でも測定誤差が生じる
ため, 適宜中央検査室での血糖測定を行い, その正確性を
確認することを強く推奨する（1B）.（作成方法 C）

解説

インスリン使用時に生じる危険な低血糖を
避けるためには, 頻回の血糖測定を行う必要
がある. 過去の急性期血糖管理の研究では,
血糖値は少なくとも4時間ごとには測定され
ている. NICE-SUGAR study での通常血糖
管理群でも血糖値は少なくとも4時間ごとに
測定されていたが, 15.8% の患者において
41〜70 mg/dL の中等度低血糖が生じ, 0.5%
の患者において 40 mg/dL 以下の重度低血糖
が生じていた. これらの低血糖発生はいずれ
も死亡率増加と有意に関連していた[1]. イン
スリンを使用している重症患者では低血糖発

生率の危険性が高いことを留意し, 少なくと
も4時間ごとに血糖測定することを推奨する.
多くの重症患者の血糖測定では, 簡易血糖
測定が選択されるが, その測定値は不正確で
しばしば高く見積もられるため, 低血糖の
発生を見逃す可能性がある. 毛細管血を使用
した簡易血糖測定は, 血液ガス分析器による
血糖測定と比較して有意に測定誤差の発生率
が高い[2]. また, 全血を用いた簡易血糖測定
は, 血液ガス分析器による血糖測定と比較し
て有意ではないが測定誤差の発生率が高い
傾向がある[3]. よって, 重症患者における血糖
管理は血液ガス分析器による血糖測定を使用
することが推奨される. 低血糖帯（血糖値 80

推奨の決定には以下を勘案した：重大なアウトカムに関するエビデンスの質，利益と不利益のバランス，価値観や好み，コストや資源の利用

G 血糖管理

mg/dL 以下）では，血液ガス分析値による血糖測定においても有意に測定誤差の発生率が増加するため注意が必要であり，中央検査室での血糖測定（全血ではなく血漿を用いた測定）による再検を適宜行い，その正確性を確認する必要がある．

文　献
1) Finfer S, Liu B, Chittock DR, et al : Hypo-glycemia and risk of death in critically ill patients. N Engl J Med 2012 ; 367 : 1108-18
2) Inoue S, Egi M, Kotani J, et al : Accuracy of blood-glucose measurements using glucose meters and arterial blood gas analyzers in critically ill adult patients : systematic review. Crit Care 2013 ; 17 : R48

・推奨の強さは「1」行う/行わないことを強く推奨する，「2」行うこと/行わないことを弱く推奨（提案する），「unknown field」明確な推奨ができないに分けた

・エビエンスの強さは各CQの対象となった研究のエビデンスの強さの評価をまとめ，全体としてのエビデンスレベルの強さとし，クオリティA（高い）からD（とても低い）およびE（エビデンスなし）とした

・作成方法には以下があり，また原則的に日本語の研究結果にも言及した．Ⓐ 国際ガイドラインと一致した推奨を行う，Ⓑ 文献レビューおよび構造化，Ⓒ 国際ガイドラインと一致した推奨を行い，最新の研究にも言及，Ⓓ 文献レビューおよび構造化，Ⓔ-1 メタ解析と一致した推奨を行う，Ⓔ-2 メタ解析と一致した推奨を行い，最新の研究にも言及，Ⓔ-3 文献レビューおよび構造化，Ⓕ-1 国際ガイドラインと一致した推奨，Ⓕ-2 一部ガイドラインと一致した推奨を行い，最新の研究結果にも言及，Ⓕ-3 文献レビューおよび構造化，Ⓖ 文献レビューおよび構造化，Ⓗ その他

（詳細は 22〜24 頁を参照）

第2章
栄養管理の実際
成人

A．栄養療法の開始

B．経腸栄養

C．静脈栄養

D．経腸栄養耐性の評価

E．特殊栄養素

F．補足的治療

G．血糖管理

H．経腸栄養療法中の患者管理

I．静脈栄養療法中の患者管理

J．病態別栄養療法

A　栄養療法の開始

1.　栄養管理の必要性

CQ1　重症患者に対して栄養管理は必要か？

A1.
重症患者の病態や病期に応じた栄養管理を行うことを強く
推奨する（1D）．（作成方法 A）

解説

　重症患者では，代謝反応や異化亢進状態が
急速に進展し，重度の栄養障害をもたらす．
栄養障害は進展すると，感染性合併症や死亡
率の増加など予後を悪化させる原因となる
ため，病態や臓器の障害度を把握し，適切な
エネルギー必要量や栄養基質を早期に投与
するべきである[1,2)]

文　献

1) Biolo G：Position paper of the ESICM
   Working Group on Nutrition and Metabo-
   lism. Metabolic basis of nutrition in inten-
   sive care unit patients：ten critical ques-
   tions. Intensive Care Med 2002；28：
   1512-20
2) Elamin EM：Evidence-based nutritional
   support in the intensive care unit. Int
   Anesthesiol Clin 2009；47：121-38

A 栄養療法の開始

2. 栄養状態の評価

CQ2 栄養評価に適した指標はあるか？

A2.
栄養療法開始前にスクリーニングによる栄養障害やリスクを同定するべきだが，信頼性の高い評価指標がない（1D）．（作成方法A）

解説

栄養療法を行う際には，適切な栄養アセスメントによる栄養状態の把握が必要である．栄養障害やそのリスクがある患者を同定するためには，SGAなどの栄養スクリーニングや，血清蛋白濃度などの生化学検査や窒素平衡，身体測定などを行うが，正確な栄養状態を反映できないため必ずしも栄養の指標にはならない[1-3]．このため，病歴や入院前の食事摂取や栄養状態，体重変化，併存疾患や合併症，理学所見，重症度，消化管機能などを総合的に評価する必要がある．

文　献
1) Kyle UG, Kossovsky MP, Karsegard VL, et al：Comparison of tools for nutritional assessment and screening at hospital admission. Clin Nutr 2006；25：409-17
2) Raguso CA：The role of visceral proteins in the nutritional assessment of intensive care unit. Curr Opin Clin Nutr Metab Care. 2003；6：211-6
3) Elamin EM：Evidence-based nutritional support in the intensive care unit. Int Anesthesiol Clin 2009；47：121-38

A 栄養療法の開始

3. 栄養投与ルート

CQ3 栄養投与ルートは，経腸と経静脈のどちらを優先するべきか？

A3.
経腸栄養を優先することを強く推奨する（1A）．（作成方法C）

解説

　経腸栄養と経静脈栄養に対する種々の
RCTとメタ解析[1-6]では，死亡率に有意差は
なかったが，感染症発症率では経腸栄養群で
有意な低下を認めた．しかし，最近のHarvey
ら[7]の研究では，死亡率と感染合併平均数に
有意差はなかった．当委員会は，Harveyら[7]
の研究は全感染症発症率の記載がなく，その
返答を得ることができなかったので，この
研究を含めずにメタ解析を行ったところ，
経腸栄養群で感染症発症率は有意に低率で
あった．このように，経腸栄養が感染症発症
の抑制において優位であるため，経腸栄養が
施行可能である限りは経腸栄養を優先する
ことが勧められる．

文　献

1) Moore FA, Feliciano DV, Andrassy RJ, et al：Early enteral feeding, compared with parenteral, reduces postoperative septic complications. The results of a meta-analysis. Ann Surg 1992；216：172-83
2) Braunschweig CL, Levy P, Sheean PM, et al：Enteral compared with parenteral nutrition：a meta-analysis. Am J Clin Nutr 2001；74：534-42
3) Heyland DK, Dhaliwal R, Drover JW, et al：Canadian Critical Care Clinical Practice Guidelines Committee：Canadian clinical practice guidelines for nutrition support in mechanically ventilated, critically ill adult patients. JPEN J Parenter Enteral Nutr 2003；27：355-73
4) Gramlich L, Kichian K, Pinilla J, et al：Does enteral nutrition compared to parenteral nutrition result in better outcomes in critically ill adult patients? A systematic review of the literature. Nutrition 2004；20：843-48
5) Peter JV, Moran JL, Phillips-Hughes J：A metaanalysis of treatment outcomes of early enteral versus early parenteral nutrition in hospitalized patients. Crit Care Med 2005；33：213-20
6) Simpson F, Doig GS：Parenteral vs. enteral nutrition in the critically ill patient：a meta-analysis of trials using the intention to treat principle. Intensive Care Med 2005；31：12-23
7) Harvey SE, Parrott F, Harrison DA, et al；CALORIES Trial Investigators：Trial of the route of early nutritional support in critically ill adults. N Engl J Med 2014；371：1673-84

A 栄養療法の開始

4. エネルギー消費量とエネルギー投与量

CQ4-1 エネルギー消費量の推定はどのような方法で行うか？

A4-1.
間接熱量計での測定結果，もしくは推算式による算出に基づいて設定することを強く推奨する（1D）．（作成方法A）
（経腸栄養は第2章のB-CQ4を参照）
（経静脈栄養は第2章のC-CQ3を参照）

解説

目標エネルギー必要量を算出する方法は，間接熱量計による測定や，Harris-Benedictの式の推算式[1]，25～30 kcal/kg/day の簡易式を用いる．しかし，間接熱量計はエネルギー消費量が経時的に変化する，高濃度酸素投与下では測定値が不正確，など問題もある．さらに，間接熱量計を用いて栄養管理を評価したRCT[2,3]では，死亡率に差を認めていない．また，Harris-Benedictの式は，日本人の体格を考慮して，過剰栄養投与にならないように注意をする必要がある．この

ため，現時点ではどの方法を用いてもよい．

文　献

1) Walker RN, Heuberger RA : Predictive equations for energy needs for the critically ill. Respir Care 2009 ; 54 : 509-21
2) Saffle JR, Larson CM, Sullivan J : A randomized trial of indirect calorimetry-based feedings in thermal injury. J Trauma 1990 ; 30 : 776-82
3) Singer P, Anbar R, Cohen J, et al : The tight calorie control study（TICACOS）: a prospective, randomized, controlled pilot study of nutritional support in critically ill patients. Intensive Care Med 2011 ; 37 : 601-9

A 栄養療法の開始

4. エネルギー消費量とエネルギー投与量

CQ4-2 目標エネルギー投与量をどのように設定するか？

A4-2.
急性期の初期1週間は，エネルギー消費量よりも少なく投与することを弱く推奨する（経腸栄養：2B）．（静脈栄養：推奨なし，unkown field）．（作成方法B）
（経腸栄養は第2章のB-CQ4を参照）（経静脈栄養は第2章のC-CQ3を参照）（C. 静脈栄養の項目における systematic review の結果を参照）

〔解説〕

経腸栄養のRCTでは，目標エネルギー量の60〜70％とする underfeeding 群は，90〜100％の target feeding 群に比して有意な在院死亡率の低下を認めたが[1]，開始日から6日間の trophic feeding 群（10〜20 kcal/hr）と，開始日から目標量を投与する full feeding 群の比較[2,3]では予後に差はなかった．また，経静脈栄養のRCTでは，ICU入室48時間以内に目標エネルギー量を充足する早期群と比較して7日以降に開始して充足する晩期群は，感染症発症率の低下を示した[4]．また，目標量の60％を経腸栄養で投与できない症例を対象に，ICU入室後3日目までに目標量を充足する早期群と7日以降に充足する晩期群の比較[5]では，早期群で感染症発症率の低下を認めている．さらに，経腸栄養が不可能な症例を対象に，目標量の静脈栄養を早期に投与する Full 群と，標準的な量を投与する群の比較[6]では，Full 群でも予後は悪化しない

ことが示された．これら研究結果の相違は，対象患者や投与開始日，目標量が異なったことが原因の可能性があり，至適な投与量は未確定だが，急性期の栄養はエネルギー消費量よりも少なく投与することが望ましい．

文 献

1) Arabi YM, et al：Permissive underfeeding and intensive insulin therapy in critically ill patients：a randomized controlled trial. Am J Clin Nutr 2011；93：569-77
2) Rice TW, et al：Randomized trial of initial trophic versus full-energy enteral nutrition in mechanically ventilated patients with acute respiratory failure. Crit Care Med 2011；39：967-74
3) Rice TW, et al：Initial trophic vs full enteral feeding in patients with acute lung injury：the EDEN randomized trial. JAMA 2012；307：795-803
4) Casaer MP：Early versus late parenteral nutrition in critically ill adults. N Engl J Med 2011；365：506-17
5) Heidegger CP, et al：Optimisation of energy provision with supplemental parenteral nutrition in critically ill patients：a randomised controlled clinical trial. Lancet 2013；381：385-93
6) Doig GS, et al：Early parenteral nutrition in critically ill patients with short-term relative contraindications to early enteral nutrition：a randomized controlled trial. JAMA 2013；309：2130-8

A　栄養療法の開始

5. 蛋白投与量

CQ5　蛋白投与量はどのように設定するべきか？

A5.
至適蛋白投与量は不明である（unknown field）.
エネルギー投与量が目標量に達している場合は，1.2〜2.0 g/
（実測体重）kg/dayの蛋白が喪失していることを考慮した上で，
蛋白投与量を設定することを弱く推奨する(1C).（作成方法F-1）

解説

　重症患者では蛋白異化亢進が促進され，死亡率の増加と相関するが，至適蛋白必要量を示すRCTはない．このため観察研究ではあるが，BMIが30未満の症例に対する蛋白投与量は，1.2〜2.0 g/（実測体重）kg/dayが必要とされている[1-7]．さらに，重症外傷や広範囲熱傷では，前述よりも多くの蛋白投与を必要とすることもある．この提示された推奨量は，窒素バランス改善のためには，少なくとも喪失した蛋白量を考慮して1.2 g/kg/day以上が必要との概念に基づく[3]．しかし，本邦の標準栄養剤では，目標エネルギー量を25〜30 kcal/kg/dayに相当する蛋白投与量は1.0 g/kg/day程度である．以上より，目標とする必要蛋白量は少なくとも1〜1.2 g/kg/day以上の投与を提案する．

文　献

1) Wolfe RR, et al：Response of protein and urea kinetics in burn patients to different levels of protein intake. Ann Surg 1983；197：163-71
2) Shaw JH, et al：Whole body protein kinetics in severely septic patients. The response to glucose infusion and total parenteral nutrition. Ann Surg 1987；205：288-94
3) Larsson J, et al：Nitrogen requirements in severely injured patients. Br J Surg 1990；77：413-6
4) Ishibashi N, et al：Optimal protein requirements during the first 2 weeks after the onset of critical illness. Crit Care Med 1998；26：1529-35
5) Strack van Schijndel RJ, et al：Optimal nutrition during the period of mechanical ventilation decreases mortality in critically ill, long-term acute female patients：a prospective observational cohort study. Crit Care 2009；13：R132
6) Sevette A, et al：Does growth hormone allow more efficient nitrogen sparing in postoperative patients requiring parenteral nutrition? A double-blind, placebo-controlled trial. Clin Nutr 2005；24：943-55
7) Weijs PJ, et al：Optimal protein and energy nutrition decreases mortality in mechanically ventilated, critically ill patients：a prospective observational cohort study. JPEN J Parenter Enteral Nutr 2012；36：60-8

B 経腸栄養

1. 経腸栄養の開始時期

CQ1 経腸栄養の開始時期はいつが望ましいか？

A1.
重症病態に対する治療を開始した後，可及的に 24 時間以内，遅くとも 48 時間以内に経腸栄養を開始することを推奨する（1B）．（作成方法 A）

◖解説◗

重症患者に対する早期経腸栄養（enteral nutrition：EN）開始により，感染性の合併症減少および死亡率低下が指摘されている[1,2]．また，ICU 滞在日数，在院日数，人工呼吸期間に関しては，多数の研究で報告されており，改善した報告[3]もあるが，近年のメタ解析では投与開始時期による差はない[1,4]．

生命予後，感染症発症低減の理論的背景としては，重症患者では腸管の透過性が亢進することが知られており，全身の炎症反応から生じると考えられ[5]，この腸管透過性亢進と感染症の重症度は比例する[6]．早期経腸栄養により感染症が減少し，その効果は重症度が高い患者においてより大きいと考えられている[3,7]．早期経腸を行った群では重症患者でみられる吸収能の低下が改善することが示されており，消化管機能を保つことが示唆されている．

早期経腸栄養開始の時間枠に関しては，入室 24 時間以内がより有効な可能性がある．入室後 EN 開始時間を 6 時間以内，もしくは 24 時間以降とした RCT では，6 時間以内群で肺炎減少を認めた．入室後 37 時間で EN を開始した群では腸管透過性亢進が生じるが，4.4 時間で開始した群ではみられなかった．72 時間では早期 EN の効果は認められなかった．

また，48 時間以内に栄養投与を開始した群では，それ以降と比して予後が改善したコホート研究がある[7,8]．特にアパッチ II スコアが 25 以上の群で予後が改善し[7]，重症群において早期経腸栄養は予後改善につながる[8]．これらから 24 時間以内でより効果が高い可能性があるが，48 時間以内の開始を早期と考える．

文 献

1) Heyland DK：Critical Care Nutrition, Canadian Clinical Practice Guideline. [serial on the Internet] 2015 Jun [cited on march 2013] Available from：http://www.criticalcarenutrition.com/docs/cpgs2012/2.0.pdf

2) Doig GS, Heighes PT, Simpson F, et al：Early enteral nutrition reduces mortality in trauma patients requiring intensive care：a meta-analysis of randomised controlled trials. Injury 2011；42：50-6

3) Nguyen NQ, Besanko LK, Burgstad C, et al：Delayed enteral feeding impairs intestinal carbohydrate absorption in critically

ill patients. Crit Care Med 2012 ; 40 : 50-4

4) Koretz RL, Lipman TO : The presence and effect of bias in trials of early enteral nutrition in critical care. Clin Nutr 2014 ; 33 : 240-5

5) Hietbrink F, Besselink MG, Renooij W, et al : Systemic inflammation increases intestinal permeability during experimental human endotoxemia. Shock 2009 ; 32 : 374-8

6) Ziegler TR, Smith RJ, O'Dwyer ST, et al : Increased intestinal permeability associ-ated with infection in burn patients. Arch Surg 1988 ; 123 : 1313-9

7) Khalid I, Doshi P, DiGiovine B : Early enteral nutrition and outcomes of criti-cally ill patients treated with vasopressors and mechanical ventilation. Am J Crit Care 2010 ; 19 : 261-8

8) Artinian V, Krayem H, DiGiovine B : Effects of early enteral feeding on the out-come of critically ill mechanically venti-lated medical patients. Chest 2006 ; 129 : 960-7

B 経腸栄養

2. 不安定な循環動態

CQ2-1 不安定な循環動態での経腸栄養は可能か？

A2-1.
高容量の昇圧薬投与，大量輸液，大量輸血が必要な場合など，循環動態が不安定な患者に対しては，蘇生されて血行動態が安定するまでは経腸栄養の開始を控えることを弱く推奨する（2C）．（作成方法 F-1）

解説

本研究に参考にできる RCT はない．Khalid ら[1]の前向き観察研究では，重症患者において早期経腸栄養の施行と生存に関連があり，カテコラミン投与が多い症例群においてよりその関連が強かった．また，カテコラミン投与中の症例でも 7 割は EN 投与可能[2]であり，ショック患者における EN 投与は非ショック症例に比して胃残量は大きいものの投与量に差はみられなかった報告[3]，カテコラミン使用中の症例の 40% で経腸栄養によって目標投与量を達成した報告[4]があり，また栄養素の腸管からの吸収も可能であると考えられている[5]．

以上より，カテコラミン使用中の症例への経腸栄養投与は推奨できる．ただ，血圧が安定し，輸液，輸血の大量投与が終了している，カテコラミンの増量の必要がなくなったなど，蘇生が終了していることが必要と考えられる．ASPEN/SCCM ガイドライン[6]では大量カテコラミン投与中，大量輸液中は循環動態が安定するまで EN 開始を避けること

を推奨しており，平均血圧 60 mmHg が目安とされている．SEMICYUC-SENPE[7]では IABP 使用中など深刻な循環動態では ICU 入室後 24～48 時間経過の上，EN を開始するとされているが，いずれもエキスパートオピニオンである．

また，低酸素状態の栄養投与の安全性などは未確定である．ARDS 患者における栄養投与の多寡[8]が生命予後に影響しなかった報告もあるが，目標栄養投与量の 55% 程度を投与された群は 85% 投与群よりも生命予後が改善した報告[9]もあり，明確な推奨はできない．

文 献

1) Khalid I, Doshi P, DiGiovine B：Early enteral nutrition and outcomes of critically ill patients treated with vasopressors and mechanical ventilation. Am J Crit Care 2010；19：261-8

2) Mancl EE, Muzevich KM：Tolerability and safety of enteral nutrition in critically ill patients receiving intravenous vasopressor therapy. JPEN J Parenter Enteral Nutr 2013；37：641-51

3) Rai SS, O'Connor SN, Lange K, et al : Enteral nutrition for patients in septic shock : a retrospective cohort study. Crit Care Resusc 2010 ; 12 : 177-81

4) Berger MM, Revelly JP, Cayeux MC, et al : Enteral nutrition in critically ill patients with severe hemodynamic failure after cardiopulmonary bypass. Clin Nutr 2005 ; 24 : 124-32

5) Berger MM, Berger-Gryllaki M, Wiesel PH, et al : Intestinal absorption in patients after cardiac surgery. Crit Care Med 2000 ; 28 : 2217-23

6) McClave SA, Martindale RG, Vanek VW, et al : Guidelines for the provision and assessment of nutrition support therapy in the adult critically ill patient : Society of Critical Care Medicine (SCCM) and American Society for Parenteral and Enteral Nutrition (A. S. P. E. N.). JPEN J Parenter Enteral Nutr 2009 ; 33 : 277-316

7) Jiménez Jiménez FJ, Cervera Montes M, Blesa Malpica AL ; Metabolism and Nutrition Working Group of the Spanish Society of Intensive Care Medicine and Coronary units : Guidelines for specialized nutritional and metabolic support in the critically-ill patient. update. Consensus SEMICYUC-SENPE : cardiac patient. Nutr Hosp 2011 ; 26 : 76-80

8) Rice TW, Wheeler AP, Thompson BT, et al : Initial trophic vs full enteral feeding in patients with acute lung injury : the EDEN trial. JAMA 2012 ; 307 : 795-803

9) Braunschweig CA, Sheean PM, Peterson SJ, et al : Intensive nutrition in acute lung injury : a clinical trial (INTACT). JPEN J Parenter Enteral Nutr 2015 ; 39 : 13-20

B 経腸栄養

2. 不安定な循環動態

CQ2-2 循環不全時の経腸栄養投与時の注意点は何か？

A2-2.
投与する場合は，栄養投与中のショックあるいは非閉塞性腸管壊死などの発症に留意し，その徴候を認めた場合には経腸栄養を中断することを強く推奨する（1D）．（作成方法F-1）

解説

本項目も参考になるRCTは存在せず，ASPEN/SCCMガイドラインのみで言及されているが，栄養投与後の非閉塞性腸管壊死の58〜80％にも達する[1,2]死亡率の高さゆえに，強い推奨としている．

重症患者では非閉塞性腸管虚血および非閉塞性腸管壊死を発症することがあり，経腸栄養の施行によりリスクが上昇する可能性がある．細心の注意を払って経腸栄養を行うべきである．また，輸液やカテコラミンの増量が必要になるなど，蘇生が必要な状態に陥った場合は経腸栄養を減量ないしは中止することを考慮するべきであろう．

循環動態が不安定な症例では腸管血流が低下している．その状態で経腸栄養が投与された場合に消化管での酸素消費量の増大[3]を生じ，腸管血流は増加する．しかし，低心拍出量や血行障害下では需要に見合う腸管血流の増加が難しく，結果として血圧低下のほか，腸管虚血，壊死を引き起こすことがある．腸管虚血の死亡率は58〜80％という報告もある[1,2]．ただ，虚血性腸炎を発症した症例の

うち60％はカテコラミンを使用しておらず血圧も正常であった報告[4]もあり，発症予測は非常に難しい．一般的にはカテコラミンは容量依存性に腸管血流を減ずると考えられる[3,5]が，腸管虚血発症リスク上昇につながるカテコラミンの閾値や，また安全な経腸栄養投与量の閾値などは不明であるため，循環不全の状態での経腸栄養は10〜20 mL/hr程度の低容量持続投与で開始し，状態を見ながら漸増することが望ましいと考えられる．

発症のリスクファクターについては以下のことが考えられている．症例検討から，幽門後栄養をカテコラミン投与中の重症患者に投与した場合，腸管虚血の発症率は0.29〜1.14%[6,7]とされ，経胃栄養よりも高い発症率と考えられる．しかし，経腸栄養が約95％を占める報告では，腸管穿孔は0.9％と報告[8]されており，同報告では腸管穿孔に至った3例はすべて経胃栄養であるため，経胃栄養でも腸管虚血の可能性があることを銘記するべきである．また，術後，外傷，熱傷の症例がハイリスクと考えられる[2,6,7]．

高浸透圧，もしくは食物繊維が豊富な栄養剤は消化管への血流をさらに増加させると考え

られており，よりリスクが上昇する可能性が
あるが，その裏付けとなる RCT は存在しな
い．腸管虚血の症状には，経腸栄養投与開始
後の血圧低下，腹部膨満，胃残上昇，胃管から
の逆流増加，便減少，腸管蠕動減少，代謝性
アシドーシス増加などがあり，それらが生じ
た場合，腸管虚血を疑い，精査する必要があ
る[9]が，腸管虚血症例の 20～30％は画像診断
で有意な所見を認めないとの指摘[10]があり，
診断は非常に難しいと考えられ，重症症例で
の経腸栄養では常に注意を払う必要がある．

文　献

1) Park WM, Gloviczki P, Cherry KJ Jr, et al：Contemporary management of acute mesenteric ischemia：Factors associated with survival. J Vasc Surg 2002；35：445-52

2) Leone M, Bechis C, Baumstarck K, et al：Outcome of acute mesenteric ischemia in the intensive care unit：a retrospective, multicenter study of 780 cases. Intensive Care Med 2015；41：667-76

3) Kazamias P, Kotzampassi K, Koufogiannis D, et al：Influence of enteral nutrition-induced splanchnic hyperemia on the septic origin of splanchnic ischemia. World J Surg 1998；22：6-11

4) Marvin RG, McKinley BA, McQuiggan M,

et al：Nonocclusive bowel necrosis occurring in critically ill trauma patients receiving enteral nutrition manifests no reliable clinical signs for early detection. Am J Surg 2000；179：7-12

5) De Backer D, Creteur J, Silva E, et al：Effects of dopamine, norepinephrine, and epinephrine on the splanchnic circulation in septic shock：which is best? Crit Care Med 2003；31：1659-67

6) Munshi IA, Steingrub JS, Wolpert L：Small bowel necrosis associated with early postoperative jejunal tube feeding in a trauma patient. J Trauma 2000；49：163-5

7) Schloerb PR, Wood JG, Casillan AJ, et al：Bowel necrosis caused by water in jejunal feeding. JPEN J Parenter Enteral Nutr 2004；28：27-9

8) Mancl EE, Muzevich KM：Tolerability and safety of enteral nutrition in critically ill patients receiving intravenous vasopressor therapy. JPEN J Parenter Enteral Nutr 2013；37：641-51

9) McClave SA, Chang WK：Feeding the hypotensive patients：does enteral feeding precipitate or protect against ischemic bowel? Nutr Clin Pract 2003；18：279-84

10) Lee MJ, Sperry JL, Rosengart MR：Evaluating for acute mesenteric ischemia in critically ill patients：diagnostic peritoneal lavage is associated with reduced operative intervention and mortality. J Trauma Acute Care Surg 2014；77：441-7

B　経腸栄養

3.　栄養チューブの留置位置の選択と経十二指腸チューブの挿入法

CQ3-1　経腸栄養施行の際，経胃投与よりも，十二指腸以遠から投与されるべきか？

A3-1.
誤嚥のリスクがある症例では幽門後からの経腸栄養を考慮することを弱く推奨する（2C）．（作成方法A）
（第2章のD-CQ4を参照）

解説

　幽門後投与による利益に関しては，臨床データでは多様な結果[1-4]を呈しており，Dhaliwalら[5]，またZhangら[6]，Jiyongら[7]およびAlhazzaniら[8]によるそれぞれのメタ解析では，十二指腸以遠からの投与により肺炎の減少，もしくは栄養投与量の増大を認めている．ただ，死亡率には影響しない．本委員会でもメタ解析を行ったが，死亡率には差はなく（オッズ比1.04, 95% CI 0.86～1.26, $I^2 = 0\%$, $P = 0.67$），肺炎の発症は幽門後栄養で有意に減少した（オッズ比0.71, 95% CI 0.58～0.86, $I^2 = 0\%$, $P < 0.01$）．

　これらの結果から，十二指腸以遠への栄養チューブ留置に習熟した施設では幽門後栄養が推奨されるが，十二指腸チューブ挿入にこだわると経腸栄養開始が遅れることが指摘されており[1]，幽門後投与よりENの早期開始を優先することを考慮すべきである．

　重症度による十二指腸栄養の影響の違いを指摘した研究もあるが[9]，結果は一様でない．以上より，現状では明確な基準を示すことは難しいが，誤嚥リスクとなり得る鎮静中，筋弛緩薬使用中などの重症患者や頭部挙上ができない患者で胃残量が多い場合など，誤嚥の危険が増大する症例群においては幽門後からの栄養投与を考慮することを弱く推奨する．

文　献

1) Davies AR, Morrison SS, Bailey MJ, et al：A multicenter, randomized controlled trial comparing early nasojejunal with nasogastric nutrition in critical illness. Crit Care Med 2012；40：2342-8
2) White H, Sosnowski K, Tran K, et al：A randomised controlled comparison of early post-pyloric versus early gastric feeding to meet nutritional targets in ventilated intensive care patients. Crit Care 2009；13：R187
3) Acosta-Escribano J, Fernández-Vivas M, Grau Carmona T, et al：Gastric versus transpyloric feeding in severe traumatic brain injury：a prospective, randomized trial. Intensive Care Med 2010；36：1532-9
4) Hsu CW, Sun SF, Lin SL, et al：Duodenal versus gastric feeding in medical intensive care unit patients：a prospective, randomized, clinical study. Crit Care Med 2009；37：1866-72

4）消費エネルギー投与

消費エネルギーの100％の投与から開始し，胃残量が増えるなどの不耐症状が出た際に減量する．エネルギー負債を極力少なくして予後の悪化を避けることが目的．

（1）Underfeeding に関する研究

Underfeeding の推奨に関しては，対象となる RCT が Rice（EDEN trial）[1,2]，Arabi ら[3,4]の研究のみであり，また大規模観察研究では上記の研究と逆の結果を示しているものもあり，未だ明確な推奨を行うにはデータが不足している．

（1-1）消費エネルギーの1/4もしくは500 kcal/day 程度の低容量経腸栄養に関する研究

EDEN trial[1]は ARDS 症例を対象としており，1 日 500 kcal 程度（20 kcal/hr 程度）の低容量経腸栄養を 6 日間行った群では目標量を目指して 1,300 kcal/day を投与した群（標準投与群）と比して，消化管系合併症を減らし，生命予後および在院日数，ICU 在室日数，人工呼吸期間，腎不全がない期間には影響しなかった．

しかし，以下の理由から本研究に基づいて低容量経腸栄養を推奨することはできない．① これらの研究の対象群では BMI が約 30 と高いが，BMI が25〜35の範囲の症例群ではエネルギー投与量と予後に関連がなかったことを示した観察研究がある[5]，② EDEN trial では，生命予後は改善されず，③ 利益は消化管系合併症が低減するのみであり，④ 身体，精神機能的には両群に差はみられなかったが[6]，1 年後までのリハビリ施設への入所の確率が低容量経腸栄養群で有意に高いこと（57/259 例（23％）vs 30/228 例（14％），$P = 0.01$）から，標準投与群が 1 年後の機能予後が良好である可能性がある[7]．

（1-2）消費エネルギーの 60〜70％程度の，軽度エネルギー制限に関する研究

人工呼吸器を必要とした症例を対象に行われた，2011 年の Arabi ら[3]の研究では，最終目標エネルギー投与量の 60％程度を目標とした群では 100％を目標とした群よりも院内死亡率が低かった．本研究において BMI は 28〜33 程度と高く，平均 50 歳代と若かった．これに対し，2015 年の Arabi ら[4]の研究では，多施設かつ 14 日間の軽度エネルギー制限群（REE の 40〜60％を目標）と標準栄養投与群（REE の 70〜100％を目標）を比較し，生命予後などに差はなかった．ただ，血液浄化療法を必要とする確率はエネルギー制限群で 7.1％，標準群で 11.4％と Relative Risk 0.63，95％ CI（0.40〜0.98）と有意にエネルギー制限群で少なかった．本研究も平均 51 歳，平均 BMI 29 と若年，高 BMI 群であった．

（2）エネルギー消費量に見合う量を ICU 入室直後より投与した群（エネルギー消費量投与群）と標準投与群の比較

頭部外傷症例[8]において，投与エネルギー量が多かったエネルギー消費量投与群で機能予後の改善を示し，また，在院期間の短縮を認めた．しかし，一般的な重症患者を対象にした研究[9]においては標準投与群において介入期間中で 2,000〜3,000 kcal 程度のエネルギー負債が生じたが，生命予後，在院日数，ICU 在室日数，人工呼吸期間を含む予後の悪化はみられなかった．

（3）経腸栄養からのエネルギー投与量の多寡に関する研究のメタ解析

本ガイドライン作成委員会で死亡率および肺炎の発症率に関してメタ解析を行った．メタ解析に含まれたのは死亡率に関しては EDEN trial[1]，EDEN phase 2 trial（2 施設）[2]，

Arabiらの研究（2011年[3]および2015年[4]発表のもの），Taylorら[8]，Desachyら[9]，肺炎に関してはEDEN trial，EDEN phase 2 trial（2施設），Arabiらの研究（2015年）およびTaylorらの研究，全感染に関してはEDEN phase 2 trial（2施設），Arabiらの研究（2015年）およびTaylorらの研究を対象とした．また，在院日数およびICU在室日数にはArabiら[3]の研究とDesachyらの研究，人工呼吸日数に関してはEDEN phase 2 trial（2施設），Arabiらの研究（2011年）を含めた．

Fullfeeding群に対してUnderfeeding群は死亡率（オッズ比0.94，95% CI 0.83〜1.07，$I^2 = 0\%$，$P = 0.36$），肺炎発症率（オッズ比1.04，95% CI 0.81〜1.33，$I^2 = 30.6\%$，$P = 0.25$），在院日数（オッズ比 −0.84，95% CI −19.2〜17.5，$I^2 = 0\%$，$P = 0.92$），ICU在室日数（オッズ比 −1.78，95% CI −4.42〜0.86，$I^2 = 3.9\%$，$P = 0.19$），人工呼吸期間（オッズ比 −1.04，95% CI −3.29〜1.20，$I^2 = 46.8\%$，$P = 0.36$）とも有意差はなかった．また，感染症発症率は（オッズ比1.08，95% CI 0.83〜1.41，$I^2 = 64\%$，$P = 0.57$）と異質性の存在が示唆され，再度Taylorらの研究を除外して行った結果では（オッズ比0.95，95% CI 0.81〜1.11，$I^2 = 0\%$，$P = 0.99$）異質性はみられなかったが，有意差はなかった．また，腎代替療法の必要性に関して，Arabiらの2011年および2015年発表の研究からメタ解析を行った．オッズ比0.64，95% CI 0.45〜0.94，$I^2 = 0$，$P = 0.01$と軽度エネルギー制限群において腎代替療法を必要とする確率が低かった．

また，Arabi 2015の結果を受けて，Desachyら，Taylorら，Arabi（2011および2015）の結果から，軽度エネルギー制限群と，目標の100%を投与した群でのメタ解析も行ったところ，生命予後に差はなかった（オッズ比0.87，95% CI 0.73〜1.04，$I^2 = 5.11$，$P = 0.12$）．また，メタ解析の対象を成人に統一するため，10歳以上を対象としたTaylorらの研究を除外して再度メタ解析を行ったが，同様の結果となり（オッズ比0.86，95% CI 0.71〜1.04，$I^2 = 13.8$，$P = 0.11$），いずれにしても生命予後に関しては有意差はなかった．

これらに対し，各施設で決定された個々の症例の目標投与量に近いエネルギー，蛋白投与によって敗血症症例においては予後が改善することを示した前向き観察研究[10]がある．HeylandらによるICUにおける国際栄養調査の症例の中で，敗血症の診断名で，経腸栄養のみでエネルギー投与された，3日以上ICUに在室した症例を2次分析した研究である．症例数は2,270例，平均年齢は61歳，平均BMIは27.6である．本研究では，たとえば平均エネルギー投与量が500 kcal/dayと1,500 kcal/dayの比較など，エネルギー投与量の1,000 kcal/dayの増加により，60日死亡率がオッズ比0.61と低下することを示した（95% CI 0.48〜0.77，$P < 0.001$）．本研究は，症例数は多いが前向きランダム化試験ではなく，今回の検討に与える影響は小さいが留意する必要がある．

以上より，相反する研究結果も出ているが，RCTおよびそれらのメタ解析の結果より，重症化以前の栄養状態が良い症例群においては，集中治療室入室数日間，エネルギー消費量の100%に見合う量を投与しないことにより生命予後および感染発症リスクの悪化は生じず，消化管系の合併症は減少すると考えられる．エネルギーの33〜66%までを投与することにより，90〜100%を目指すよりも腎代替療法が必要になる確率が低下する可能性がある．これから，現状においてはBMIが25以上など，病前の栄養状態が良好であった重症症例に対してはICU入室直後よりエネ

ルギー消費量をすべて補うことは推奨されない．

　ただし，Underfeeding の実施期間に関しては明確な指標はない．EDEN trial[1]では6日間，2015 年発表の Arabi ら[4]の研究で14日間である．

文　献

1) Rice TW, Wheeler AP, Thompson BT, et al：Initial trophic vs full enteral feeding in patients with acute lung injury：the EDEN trial. JAMA 2012；307：795-803

2) Rice TW, Mogan S, Hays MA, et al：A Randomized Trial of Initial Trophic versus Full-Energy Enteral Nutrition in Mechanically Ventilated Patients with Acute Respiratory Failure. Crit Care Med 2011；39：967-74

3) Arabi YM, Tamim HM, Dhar GS, et al：Permissive underfeeding and intensive insulin therapy in critically ill patients：a randomized controlled trial. Am J Clin Nutr 2011；93：569-77

4) Arabi YM, Aldawood AS, Haddad SH, et al：Permissive Underfeeding or Standard Enteral Feeding in Critically Ill Adults. N Engl J Med 2015；372：2398-408

5) Alberda C, Gramlich L, Jones N, et al：The relationship between nutritional intake and clinical outcomes in critically ill patients：results of an international multi-center observational study. Intensive Care Med 2009；35：1728-37

6) Needham DN, Dinglas VD, Morris PE, et al：Physical and cognitive performance of patients with acute lung injury 1 year after initial trophic versus full enteral feeding. EDEN trial follow-up. Am J Respir Crit Care Med 2013；188：567-76

7) Needham DM, Dinglas VD, Bienvenu OJ, et al：One year outcomes in patients with acute lung injury randomised to initial trophic or full enteral feeding：prospective follow-up of EDEN randomised trial. BMJ 2013；346：f1532

8) Taylor SJ, Fettes SB, Jewkes C, et al：Prospective, randomized, controlled trial to determine the effect of early enhanced enteral nutrition on clinical outcome in mechanically ventilated patients suffering head injury. Crit Care Med 1999；27：2525-31

9) Desachy A, Clavel M, Vuagnat A, et al：Initial efficacy and tolerability of early enteral nutrition with immediate or gradual introduction in intubated patients. Intensive Care Med 2008；34：1054-9

10) Elke G, Wang M, Weiler N, et al：Close to recommended caloric and protein intake by enteral nutrition is associated with better clinical outcome of critically ill septic patients：secondary analysis of a large international nutrition database. Crit Care 2014；18：R29

C 静脈栄養

　本ガイドライン「C. 静脈栄養」作成にあたり，ガイドライン作成委員会で検討し，「静脈栄養」の1. から4. の項目の推奨を作成するにあたり参照とすべきは，以下の3論文であると結論を得た[1-3].

　以下に3論文の概略，特徴を記載する.

Early PN Trial[1]

　EPaNIC Trial の後に発表された論文である. 介入法は，術後早期の相対的経管栄養禁忌症例への静脈栄養投与である. 患者内訳では，内科系，外科系症例が比較的バランス良く組み込まれており，入室期間も8〜9日で本邦 ICU の実態に近いといえる. 静脈栄養組成は初期から3大栄養素が投与されている. 静脈栄養は経腸栄養エネルギーが475 kcal 以上になると，その時点で中止されている. その結果，介入により人工呼吸器装着期間の短縮，血小板減少期間の短縮，筋力低下/脂肪喪失量の減少が有意に認められた. 早期に静脈栄養を開始しても予後は悪化しない. 本論文のエビデンスレベルはクオリティー A とした.

EPaNIC Trial[2]

　北米（アメリカおよびカナダ）と欧州のガイドラインにおいて，経腸栄養不足時の静脈栄養開始の推奨時期（北米：最初の1週間は行わない［late PN］，欧州：十分なエネルギー摂取ができない場合には2日以内に開始する［Early PN］）に差異があった. この問題の解決のため本研究が行われた. EPaNIC Trial は，7施設で行われた多施設無作為化比較試験であり，ICU に入室し nutrition risk screening（NRS）が3以上であった4,640患者（BMI 18未満の患者は除外）を対象とし，理想体重当たりの投与目標エネルギー量の予測式を用いて設定された栄養投与量（60歳未満の男36 kcal/kg/day，女30 kcal/kg/day，60歳以上の男30 kcal/kg/day，女24 kcal/kg/day）を目標に可能な限り経腸栄養を行った際，目標エネルギー量との不足分を補う経静脈栄養を48時間以内に開始する群（Early 群）と初期7日間はビタミン・微量元素の投与のみとし8日目以降に開始する群（Late 群）を比較した. 対象患者の多くが心臓外科術患者であり，術後の ICU 在室日数も3〜4日と，他の2つの研究（他はそれぞれ約8日，13日）と比べても短い. これは，術後 ICU 患者を中心とした研究であると考えられる. 栄養組成は，Early 群で初期2日間の静脈栄養は20%ブドウ糖のみが投与され，それ以後は3大栄養素を含有した TPN 製剤が用いられている. また，この研究のみ血糖値管理に，現状で推奨されていない強化インスリン療法が用いられている. 結果は，Early PN 群で死亡率にこそ差がなかったが，新たな感染症の増加，人工呼吸器装着期間の延長，ICU 在室日数の延長を認めた. また，外科的な理由で早期経腸栄養が禁忌であり，7日目まで実施できなかった517名においても，Early PN 群で感染症発生頻度の増加，在室日数の延長を認めた. 本論文のエビデンス評価は，術後 ICU 患者を中心とした研究であるため，クオリティー A（RCT が相当）から1段階下げてクオリティー B とした.

SPN Trial[3]:

　介入法は必要エネルギー量の100%を4日目以降に PN を併用して投与する方法である. 前

2編に比べ，小規模研究である．また，主要アウトカムである感染症発症率の検討期間が入室9～28日目と設定され，この期間では介入群（4日目以降5日間の静脈栄養追加によるフルカロリー投与）で有意の減少があるとしている．しかし，本来感染症発症率の検討期間は入室時からとするべきであり，その場合には両群間に有意差はない．また，EN only 群（対照）でも3日目にはすでに，おおよそ 20 kcal/kg/day が投与されている．この値は，Early PN Trial，EPaNIC Trial における静脈栄養中止基準とほぼ同等の値である．なお，4～8日目のエネルギー充足率は Full 群で103%，EN only 群でも77%である．症例数，感染症発症率の検討期間の点を考慮し，エビデンス評価はクオリティー A（RCT が相当）から2段階下げてクオリティー C とした．

　検討3論文の対象患者はいずれも BMI 28 前後であり，本邦の ICU 症例の BMI 分布とは異なっており，そのまま当てはめるには注意を要する．

〔※文献1)～3) は59頁の「CQ4」に掲載〕

C 静脈栄養

1. 静脈栄養の適応

CQ1 静脈栄養の適応患者は？

A1.
重症化前に低栄養がない患者において，初期1週間に経腸栄養が20 kcal/hr 以上投与できれば，目標量達成を目的とした静脈栄養を行わないことを弱く推奨する（2B）．（作成方法 B）

解説

　現状で研究結果は対立しており，このCQに対し確定的な結論を出すことは困難である．その上で，経腸栄養による最低エネルギー投与量の数値には，まずEarly PN Trial[1]の静脈栄養の介入中止基準値を参考にした．Early PN Trial では，入室3日以降に経腸（経口）栄養が475 kcal 以上であれば，静脈栄養を中止しても，予後は少なくとも悪化はしない．前記3論文に加え，急性肺障害症例での初期経腸栄養エネルギー投与量の多寡を検討した EDEN study[4]（n＝1,000，年齢：52歳，BMI：30，内科系疾患：60%）を参考にした．この研究は経腸栄養に限られるが，エネルギー制限（trophic）群（最低400 kcal/

day，上限は必要エネルギー量の25%）でも主要臨床アウトカム（人工呼吸器装着期間，60日死亡率，感染症発生率）では，フル摂取群（最低1,300 kcal/day，上限は必要エネルギー量の80%）と有意差がなかった．

　以上から侵襲後1週間は，経腸栄養の投与量が平均20 kcal/hr 以上の持続投与の患者では経静脈栄養を行わないことを弱く推奨する．言い換えれば，初期1週間において，持続的な経腸栄養によるエネルギー投与量が平均20 kcal/hr 未満の患者では，目標量達成を目的とした経静脈栄養を行ってもよい．なお，経腸栄養を間欠的に投与する場合の静脈栄養併用に関する研究はない．

〔※文献 1），4）は59頁の「CQ4」に掲載〕

C 静脈栄養

4. 静脈栄養の組成

CQ4 静脈栄養時の組成はいかにするべきか？

A4.
静脈栄養を実施する場合にはブドウ糖輸液単独では行わないことを弱く推奨する（1C）．（作成方法 E-3）（アミノ酸, 脂肪に関しては第 2 章の A-4, E-1〜3, F-4〜6 を参照）

解説

Early PN Trial と EPaNIC および SPN Trial の結果の比較から少なくともブドウ糖単独の静脈栄養は推奨できない．

文　献

1) Doig GS, Simpson F, Sweetman EA, et al：Early parenteral nutrition in critically ill patients with short-term relative contra-indications to early enteral nutrition：a randomized controlled trial. JAMA 2013；309：2130-8
2) Casaer MP, Mesotten D, Hermans G, et al：Early versus late parenteral nutrition in critically ill adults. N Engl J Med 2011；365：506-17
3) Heidegger CP, Berger MM, Graf S, et al：Optimisation of energy provision with supplemental parenteral nutrition in critically ill patients：a randomised controlled clinical trial. Lancet 2013；381：385-93
4) National Heart, Lung, and Blood Institute Acute Respiratory Distress Syndrome (ARDS)Clinical Trials Network, Rice TW, Wheeler AP, et al：Initial trophic vs full enteral feeding in patients with acute lung injury：the EDEN randomized trial. JAMA 2012；307：795-803
5) Simon PA, Camilo ME：Carbohydrate metabolism. Basics in clinical nutrition(4th ed).(ESPEN blue book). Sobotka L, ed, Prague, House Galén, 2004；103-7
6) Berg JM, Tymoczko JL, Stryer L（入村達郎, 他 監訳）：グルコースは非糖質前駆体からも合成できる．ストライアー生化学（第 7 版）．東京, 東京化学同人, 2013；435-44
7) Matarese LE, Gottschlich MM：Protein and Amino Acid. Contemporary Nutrition Support Practice (2nd ed). Philadelphia, Saunders, 2003；94-6
8) Alberda C, Gramlich L, Jones N, et al：The relationship between nutritional intake and clinical outcomes in critically ill patients：results of an international multicenter observational study. Intensive Care Med 2009；35：1728-37

C 静脈栄養

5．ビタミン，微量元素，セレン，Refeeding syndrome

CQ5 ビタミン，微量元素の投与を重症度の高い集中治療患者に行うべきか？

A5.
重症度の高い集中治療患者への総合ビタミン剤，微量元素製剤の通常量の投与を強く推奨するが，投与推奨量を決定する十分なデータはない（1B）．（作成方法 C）
Refeeding syndrome を起こすことが予測される患者には血中リン，マグネシウム，カリウムのモニタリングを推奨する（1C）．（作成方法 H）．

解説

一般的に静脈栄養をある一定期間以上行う場合，総合ビタミン剤，微量元素の投与は必ず行うべきである．重症度の高い集中治療患者では健常人よりも必要量が多いと考えられていて，通常量よりも多く補充する多くの臨床研究が行われてきたが，投与推奨量を決定するには十分なデータがない[1]．市販の中心静脈用の微量元素製剤はセレンが含まれていないことに注意をする必要があるが，本邦では経静脈的投与のセレン製剤は市販されていないため，経静脈投与をする場合は施設における製剤（亜セレン酸ナトリウム）の作成とIRB の承認などが必要となり，一般的な投与方法では未だない．

飢餓状態の患者，栄養中断をしている患者に栄養投与の再開をする際に Refeeding syndrome の発症に注意をする必要がある[2-4]．慢性的な栄養不良患者，10％以上の急激な体重減少患者，7～10 日以上のわずかな栄養投与患者に対する注意喚起を挙げている．集中治療を要する患者に対する血中リン，マグネシウム，カリウム濃度のモニタリングにより早期に発見することが大切である．

文　献

1) Heyland DK, Dhaliwal R, Suchner U, et al：Antioxidant nutrients：a systematic review of trace elements and vitamins in the critically ill patients. Intensive Care Med 2005；31：327-37
2) Bugg NC, Jones JA：Hypophosphatemia. Pathophysiology, effects and management on the intensive care unit. Anaesthesia 1998；53：895-902
3) Vignaud M, Constantin J, Ruivard M, et al：Refeeding syndrome influences outcome of anorexia nervosa patients in intensive care unit：an observational study. Crit Care 2010；14：R172
4) Jian-an R, Yao M, Ge-fei W, et al：Enteral refeeding syndrome after long-term total parenteral nutrition. Chin Med J 2006；119：1856-60

C 静脈栄養

6. 静脈栄養時の投与ルート（中心静脈，末梢静脈）

CQ6 静脈栄養時に，中心静脈アクセスを使用するべき場合は？

A6.
中心静脈ルートは，浸透圧比3以上の輸液製剤を用いる場合に使用することを強く推奨する（1D）．（作成方法H）
（補足）15％未満のブドウ糖液，アミノ酸製剤，脂肪乳剤の浸透圧比は3未満であり，末梢ルートから投与可能である．また，ビタミン製剤，微量元素は希釈輸液剤の浸透圧比が3未満であれば末梢ルートからも投与可能である．

解説

静脈栄養により必要量の栄養素をまかなう場合には，投与する栄養輸液ではブドウ糖濃度（5％ブドウ糖輸液で等張＝浸透圧比1＝280 mOsml/L）を上げることで浸透圧値が高くなる．浸透圧比≧3の場合には，中心静脈ルートを必要とする．末梢静脈からの栄養投与は，必要エネルギー量の一定割合を補うことで負のエネルギーバランスの低減を目的

としており，低浸透圧（＜850 mOsml/L：血漿浸透圧の約3倍以内）の輸液製剤が用いられる．たとえば，10％ブドウ糖液に各種電解質液を混注する場合にも浸透圧比3を超えない注意が必要である．

ビタミン，ミネラル，微量元素の補充は，希釈の輸液製剤の浸透圧比による末梢ルート投与の制限があるが，浸透圧比＜3の場合どちらのルートからでも可能である（表2C-3）．

表 2C-3　各種栄養関連輸液製剤の浸透圧比に基づく，末梢静脈投与ルートからの
投与可否一覧（本編 Table 2C-3 より引用）

製　剤		末梢静脈の耐用性からみた可否	注意点
ブドウ糖輸液	≦15%	○	市販製剤は 5%，10%
	15%＜	×	市販製剤は 20%，30%，40%，50%，70%
アミノ酸製剤（アミノ酸輸液製剤，腎不全・肝不全用アミノ酸製剤）		○	ただし，プロテアミン 12 は，TPN 混注前提で，浸透圧比 6
脂肪乳剤（ダイズ油由来 10%，20% 製剤）		○	インラインフィルター使用時には脂肪乳化剤用フィルター（孔径 1.2 μm）を使用する．10%，20% とも浸透圧比 1 に調整されている
高カロリー輸液（TPN）用製剤		×	すべての製剤で，浸透圧比 4 以上
2.7～3% アミノ酸加維持液		○	浸透圧比 2.5～3
10～12.5% 糖加維持液		○	浸透圧比 2.5～3
微量元素		○	直接静脈内に投与せず，希釈して点滴静注で使用
ビタミン類		○	500 mL 以上の輸液に希釈して点滴静注で使用．静注では水様性ビタミンは速やかに尿中に排泄されてしまう

TPN：total parenteral nutrition.

D 経腸栄養耐性の評価

1. 腸管蠕動の確認

CQ1 経腸栄養を開始の条件として腸管蠕動があることを確認するか？

A1.
腸管蠕動の確認を経腸栄養開始の条件としないことを強く推奨する（1B）．（作成方法 A）

解説

腸蠕動音，排便・排ガスの確認が取れなくても，ICU 入室 48 時間以内に早期経腸栄養を安全に開始することが可能であると報告されている．ただし，これらの対象の多くが外科術後患者である点を考慮する必要がある．腸管蠕動の有無は経腸栄養開始の判断基準にはならず，経腸栄養そのものが腸管運動を促進する．

ICU 入室症例の 30〜70％の症例で消化管機能異常が発生し，それは疾患，発症前の患者の状態，使用される呼吸器のモード，使用薬剤，代謝の状態などが要因となる[1]．ICU 症例や術後の消化管機能不全は 3 つの要因，すなわち，① 粘膜バリア層の破綻，② 蠕動低下と粘膜層の萎縮，③ 腸管関連リンパ組織（GALT）容量の減少に分類される．一般に経腸栄養開始の基準となる腸管蠕動音は，腸管運動を知る唯一のサインではあるが，腸管インテグリティ，腸管のバリア機能，栄養吸収能を示唆するサインではない．

患者の血行動態が安定している限り，軽度〜中等度のイレウスに対して経腸栄養を投与しても安全であり適正である[2]．循環状態が安定した後，腸管蠕動音が聴取できる以前に経腸栄養を開始した場合，72 時間以内の目標設定値への達成率は 30〜85％とばらついているが，Kozar ら[3]は各施設の実情に合った経腸栄養プロトコールを用いれば，目標投与量の 70〜85％に達すると報告している．

文 献

1) Mutlu GM, Mutlu EA, Factor P：Prevention and treatment of gastrointestinal complications in patients on mechanical ventilation. Am J Respir Med 2003；2：395-411
2) Martindale RG, Maerz LL：Management of perioperative nutrition support. Curr Opin Crit Care 2006；12：290-4
3) Kozar RA, McQuiggan MM, Moore EE, et al：Postinjury enteral tolerance is reliably achieved by a standardized protocol. J Surg Res 2002；104：70-5

D 経腸栄養耐性の評価

2. 経腸栄養耐性の評価方法

CQ2 経腸栄養に対する耐性（継続できるか？）のモニタリングはどのようにするか？

A2.
患者の経腸栄養に対する耐性として，疼痛や腹部膨満感の訴え，理学所見，排ガス・排便，腹部X線写真などをモニタリングする.
経腸栄養の不適切な中止を避ける.
不耐性を示す他の徴候がない場合，随時確認した胃内残量＜500mLであれば経腸栄養を中断しない.
不適切な栄養投与や麻痺性イレウスの長期化を防ぐために，診断や処置に伴う絶食期間を最小限にとどめる.
以上のことをすべて弱く推奨する（2C）.（作成方法A）

解説

絶食や経腸栄養の中止によってイレウスが増悪する可能性がある．経腸栄養の中断理由の1/3は患者の不耐性（このうち真の不耐性といえるのは半数のみ），その他の中断理由の1/3は検査や処置に伴う深夜以降の中止であり，残りの中断理由は胃内残量の増加およびチューブの交換である[1].

胃内残量は，肺炎の発症率，胃排出能，逆流や誤嚥の発症率とはあまり相関しない．胃内容物残量のカットオフ値を下げてもこのような合併症を防ぐことはできず，むしろ，不適切な中断につながるため，経腸栄養の投与量が減少する[2].胃内残量が200〜500mLであれば十分注意して，誤嚥のリスクを低減

するための対策を指示するべきである（第2章のH-2「胃内残量の管理」を参照）.他の不耐性の徴候がない場合に胃内残量500mL以内で経腸栄養が中断されないようにするべきである[3].なお，胃内残量の測定間隔は論文によって異なり（4〜6時間ごとの胃管吸引による確認が多かった），一定の基準はないため，胃内残量の確認は随時行うべきとした．一方，モニタリングの必要性について，Reignierら[4]は胃内残量のモニターを行わなかった群と行った群（＜250mL）を比較したRCTで，死亡率や感染症発症率などに差がなかったと報告している.

文　献

1) McClave SA, Sexton LK, Spain DA, et al：

Enteral tube feeding in the intensive care unit : factors impeding adequate delivery. Crit Care Med 1999 ; 27 : 1252-6

2) Taylor SJ, Fettes SB, Jewkes C, et al : Prospective, randomized, controlled trial to determine the effect of early enhanced enteral nutrition on clinical outcome in mechanically ventilated patients suffering head injury. Crit Care Med 1999 ; 27 : 2525-31

3) McClave SA, DeMeo MT, DeLegge MH, et al : North American summit on aspiration in the critically ill patient : consensus statement. J Parenter Enteral Nutr 2002 ; 26 : S80-5

4) Reignier J, Mercier E, Le Gouge A, et al : Effect of not monitoring residual gastric volume on risk of ventilator-associated pneumonia in adults receiving mechanical ventilation and early enteral feeding : a randomized controlled trial. JAMA 2013 ; 309 : 249-56

D 経腸栄養耐性の評価

3. 経腸栄養投与量の増量の方法

CQ3 経腸栄養を投与目標量まで増量するための方策は？

A3.
目標量の達成度を高めるために，経腸栄養療法プロトコール
を使用することを弱く推奨する（2C）．（作成方法 A）

解説

① 目標注入速度の設定，② より早期の経腸栄養開始法，さらに ③ 胃内残量，④ チューブフラッシュの頻度，⑤ 栄養投与を調節・中止する状態，⑥ 合併症の取り扱いに関する指示を定めた看護師など ICU スタッフが運用するプロトコールを使用することで，投与される目標量の達成度が上昇することが示されている[1-3]．

早期に経腸栄養を開始することは大切であるが，設定したエネルギー投与量をどのように計画して増量投与するかは検討課題である．積極的に投与量増加をはかる場合（少なくとも目標量の 80％以上）には，過去に報告されているプロトコール[4,5]などを参考に，施設の実情にあったプロトコールの作成を推奨する．逆に，開始当初からのやみくもな量の投与が有害であることが示されている[6,7]．

文　献

1) Kozar RA, McQuiggan MM, Moore EE, et al：Postinjury enteral tolerance is reliably achieved by a standardized protocol. J Surg Res 2002；104：70-5
2) Barr J, Hecht M, Flavin KE, et al：Outcomes in critically ill patients before and after the implementation of an evidence-based nutritional management protocol. Chest 2004；125：1446-57
3) Martin CM, Doig GS, Heyland DK, et al：Southwestern Ontario Critical Care Research Network. Multicentre, cluster-randomized clinical trial of algorithms for critical-care enteral and parenteral therapy（ACCEPT）. CMAJ 2004；170：197-204
4) Rice TW, Mogan S, Hays MA, et al：Randomized trial of initial trophic versus full-energy enteral nutrition in mechanically ventilated patients with acute respiratory failure. Crit Care Med 2011；39：967-74
5) National Heart, Lung, and Blood Institute Acute Respiratory Distress Syndrome（ARDS）Clinical Trials Network, Rice TW, Wheeler AP, Thompson BT, et al：Initial trophic vs full enteral feeding in patients with acute lung injury：the EDEN randomized trial. JAMA 2012；307：795-803
6) Mentec H, Dupont H, Bocchetti M, et al：Upper digestive intolerance during enteral nutrition in critically ill patients：frequency, risk factors, and complications. Crit Care Med 2001；29：1955-61
7) Ibrahim EH, Mehringer L, Prentice D, et al：Early versus late enteral feeding of mechanically ventilated patients：results of a clinical trial. J Parenter Enteral Nutr 2002；26：174-81

D 経腸栄養耐性の評価

4. 経腸栄養と誤嚥

CQ4 経腸栄養中の誤嚥の危険度を下げるために行うことは？

A4.
経腸栄養施行中は逆流や誤嚥のリスクを評価し，逆流や誤嚥のリスクが疑われる症例ではリスクを低減するための手段を講じることを推奨する（推奨度と作成方法は A4-1.〜A4-5. に個別に記載）.

解説

　誤嚥は経腸栄養に伴う合併症のうち最も注意すべきものである．誤嚥のリスクが高い患者は，① 経鼻栄養チューブの使用，② 気管チューブと人工呼吸，③ 年齢＞70歳，④ 意識レベルの低下，⑤ 看護ケアの不足，⑥ 入院している病棟（ICU かどうか），⑦ 患者の体位，⑧ ICU からの移送，⑨ 口腔ケアの不足，⑩ 栄養剤の間欠投与などによって予測できる[1]．肺炎や気管支の細菌定着は，汚染された胃内容物の逆流や誤嚥よりも汚染された口咽頭分泌物との関連が強い．人工呼吸関連肺炎予防バンドル2010改訂版[2]では，手指衛生

の確実な実施，人工呼吸器回路を頻回に交換しない，適切な鎮静・鎮痛（過鎮静の回避），人工呼吸器離脱のプロトコールや自発呼吸トライアル（spontaneous breathing trial：SBT），仰臥位の回避などが挙げられている．

文　献

1) Rodrigo Casanova MP, Garcia Pena JM：The effect of the composition of the enteral nutrition on infection in the critical patient. Nutr Hosp 1997；12：80-4
2) 人工呼吸関連肺炎予防バンドル2010改訂版（略：VAPバンドル）．日本集中治療医学会ICU機能評価委員会編．http://www.jsicm.org/pdf/2010VAP.pdf（ガイドライン）

D 経腸栄養耐性の評価

4. 経腸栄養と誤嚥

CQ4-1 経腸栄養中の誤嚥の危険度を下げるために行うことは？

> **A4-1.**
> 経腸栄養を行っているすべての気管挿管患者では，ベッドの頭側（上半身）を30〜45°挙上することを弱く推奨する（1C）．（作成方法A）

解説

Drakulovic ら[1]の報告では，ベッドの頭側（上半身）を30〜45°挙上することによって，仰臥位や半臥位に比べて肺炎発症率がそれぞれ23%および5%減少した（$P = 0.018$）．これを含めて3つのRCTを対象にしたSystematic Review がある[2]．人工呼吸器を装着した患者において24時間の45°の頭側挙上は呼吸器関連肺炎や褥瘡の発症率と死亡率と有意な関連を見出せなかったが，専門家の意見を集積すると20〜45°，望ましくは30°以上の頭側挙上を推奨したと述べている．経腸栄養管理中に限らず，重症患者へのヘッドアップを基本とした体位管理は最も経済的に負担の少ない誤嚥予防対策でもある[1,3]（第2章のH-3「経腸栄養投与中の体位」を参照）．医師の指示が明確化されることでより徹底した体位管理ができる[4]．

以上を鑑みて，30°を1つの目安とし，医療スタッフがベッドの頭位を定期的に観察することを提案する．

文 献

1) Drakulovic MB, Torres A, Bauer TT, et al：Supine body position as a risk factor for nosocomial pneumonia in mechanically ventilated patients：a randomized trial. Lancet 1999；354：1851-8
2) Niel-Weise BS, Gastmeier P, Kola A, et al：An evidence-based recommendation on bed head elevation for mechanically ventilated patients. Crit Care 2011；15：R111
3) 人工呼吸関連肺炎予防バンドル 2010 改訂版（略：VAPバンドル）．日本集中治療医学会ICU機能評価委員会編．http://www.jsicm.org/pdf/2010VAP.pdf（ガイドライン）
4) Helman DL Jr, Sherner JH 3rd, Fitzpatrick TM, et al：Effect of standardized orders and provider education on head-of-bed positioning in mechanically ventilated patients. Crit Care Med 2003；31：2285-90

D 経腸栄養耐性の評価

4. 経腸栄養と誤嚥

CQ4-2 経腸栄養中の誤嚥の危険度を下げるために行うことは？

> **A4-2.**
> 誤嚥のハイリスク患者や経胃投与に不耐性（行うことが困難）を示す患者に対しては，経腸栄養が間欠投与で行われている場合は持続投与に切り替えることを弱く推奨する(2C)．（作成方法 A）

解説

　質の低い無作為化試験で，持続投与と間欠投与での死亡率，感染性発生率，在院日数には有意差がなかったが，持続投与で有意に目標熱量への到達が早く[1]，下痢の発生頻度が減少した[1,2]と報告されている（第 2 章の H-4「経腸栄養の間欠投与と持続投与」を参照）．1 つの RCT は[3]，持続投与と間欠投与を比較した研究ではないが，間欠投与による full dose を目指した経腸栄養を早期に開始すると晩期（5 日目）に開始した場合よりも誤嚥性肺炎のリスクが増加する危険があることが示されている．持続投与時には，経腸栄養ポンプを用いることによって流量の変動を最小限にすることができる．

文　献

1) Hiebert JM, Brown A, Anderson RG, et al：Comparison of continuous vs intermittent tube feedings in adult burn patients. J Parenter Enteral Nutr 1981；5：73-5
2) Steevens EC, Lipscomb AF, Poole GV, et al：Comparison of continuous vs intermittent nasogastric enteral feeding in trauma patients：perceptions and practice. Nutr Clin Pract 2002；17：118-22
3) Ibrahim EH, Mehringer L, Prentice D, et al：Early versus late enteral feeding of mechanically ventilated patients：results of a clinical trial. J Parenter Enteral Nutr 2002；26：174-81

D 経腸栄養耐性の評価

4. 経腸栄養と誤嚥

CQ4-3 経腸栄養中の誤嚥の危険度を下げるために行うことは？

A4-3.
誤嚥のハイリスク患者や経胃投与に不耐性を示す患者に対しては，投与可能であれば，腸管運動促進薬（メトクロプラミドやエリスロマイシン）や麻薬拮抗薬（ナロキソン）などを開始することを弱く推奨する（2D）．（作成方法A）

解説

　腸管蠕動促進薬（メトクロプラミドやエリスロマイシン）の追加は胃排出能および経腸栄養に対する不耐性を改善することが示されているが，ICU患者の予後にはほとんど影響を与えなかった[1]．なお，これらの薬剤を投与する際には，メトクロプラミドの副作用として錐体外路症状を生じることがあること，また，腸管蠕動促進のためのエリスロマイシンの投与は保険適応外使用であることなども念頭に置くべきである．

　麻薬性鎮痛薬の消化管蠕動抑制作用を拮抗させるために使用したナロキソンの胃管投与では，プラセボ群に比べて有意に人工呼吸関連肺炎発症率の改善，胃管からの逆流の減少，経腸栄養投与量の増加傾向が認められ

た（死亡率，人工呼吸器装着期間，ICU滞在日数には差なし）[2]．

　本邦では消化管運動改善を目的に，胃内排泄促進ではクエン酸モサプリドや六君子湯などが，大腸蠕動・排便促進目的には$PGF_{1\alpha}$，大建中湯，ピコスルファートナトリウムなどが，その薬理効果や使用経験に基づき用いられている．

文　献

1) Booth CM, Heyland DK, Paterson WG：Gastrointestinal promotility drugs in the critical care setting：a systematic review of the evidence. Crit Care Med 2002；30：1429-35
2) Meissner W, Dohrn B, Reinhart K：Enteral naloxone reduces gastric tube reflux and frequency of pneumonia in critical care patients during opioid analgesia. Crit Care Med 2003；31：776-80

D 経腸栄養耐性の評価

4. 経腸栄養と誤嚥

CQ4-4 経腸栄養中の誤嚥の危険度を下げるために行うことは？

A4-4.
誤嚥のハイリスク患者や経胃投与に不耐性を示す患者に対しては，幽門後経路による栄養投与への切り替えを考慮することを弱く推奨する（2C）．（作成方法 A）（第 2 章の B-CQ3 を参照）

解説

経腸栄養の投与経路を胃から小腸へ変えることで逆流や誤嚥の発生率が低減されることが示されている[1,2]．無作為化試験[3-5]で，肺炎発症率は小腸投与群での有意な低下が報告されている．無作為化試験[6,7]で，ICU 在室日数は胃内投与群では有意に短縮したと報告されている．本委員会でもメタ解析を行ったが，死亡率に差はなく，肺炎の発症は幽門後栄養で有意に減少した．

一方，胃内投与に比べて小腸（十二指腸）投与で栄養投与量や胃内容停滞が改善するのは重症度のより高い症例に限られるという報告[8]や，さらに早期の空腸投与では栄養投与量の増加や肺炎発症率の低下はみられず，逆に軽度の胃出血を増加させるという報告[9]もあることから，ルーチンに小腸投与とする必要はなく，重症度や病態を考慮して必要時に小腸投与を選択するべきである．

また，挿入の簡便さ，早期の開始が可能である点では胃内投与が優れている．十二指腸チューブ挿入による経腸栄養開始の遅れも指摘されており[10]，十二指腸チューブ挿入に時間がかかる場合には胃内投与で早期の EN 開始を優先することを考慮するべきである．

術中にチューブを小腸へ留置した症例や，胃内投与で各種対策を施しても胃内容排出遅延による胃内残留，胃管からの逆流，嘔吐がある場合には，小腸内投与への切り替えを考慮するべきである．

文 献

1) Lien HC, Chang CS, Chen GH：Can percutaneous endoscopic jejunostomy prevent gastroesophageal reflux in patients with preexisting esophagitis? Am J Gastroenterol 2000；95：3439-43
2) Heyland DK, Drover JW, MacDonald S, et al：Effect of postpyloric feeding on gastroesophageal regurgitation and pulmonary microaspiration：results of a randomized controlled trial. Crit Care Med 2001；29：1495-501
3) Taylor SJ, Fettes SB, Jewkes C, et al：Prospective, randomized, controlled trial to determine the effect of early enhanced enteral nutrition on clinical outcome in mechanically ventilated patients suffering head injury. Crit Care Med 1999；27：2525-31
4) Hsu CW, Sun SF, Lin SL, et al：Duodenal

versus gastric feeding in medical intensive care unit patients : a prospective, randomized, clinical study. Crit Care Med 2009 ; 37 : 1866-72

5) Acosta-Escribano J, Fernández-Vivas M, Grau Carmona T : Gastric versus transpyloric feeding in severe traumatic brain injury : a prospective, randomized trial. Intensive Care Med 2010 ; 36 : 1532-9

6) Minard G, Kudsk KA, Melton S, et al : Early versus delayed feeding with an immune-enhancing diet in patients with severe head injuries. J Parenter Enteral Nutr 2000 ; 24 : 145-9

7) Davies AR, Froomes PR, French CJ, et al : Randomized comparison of nasojejunal and nasogastric feeding in critically ill patients. Crit Care Med 2002 ; 30 : 586-90

8) Huang HH, Chang SJ, Hsu CW, et al : Severity of illness influences the efficacy of enteral feeding route on clinical outcomes in patients with critical illness. J Acad Nutr Diet 2012 ; 112 : 1138-46

9) Davies AR, Morrison SS, Bailey MJ, et al : ENTERIC Study Investigators ; ANZICS Clinical Trials Group. A multicenter, randomized controlled trial comparing early nasojejunal with nasogastric nutrition in critical illness. Crit Care Med 2012 ; 40 : 2342-8

10) White H, Sosnowski K, Tran K, et al : A randomised controlled comparison of early post-pyloric versus early gastric feeding to meet nutritional targets in ventilated intensive care patients. Crit Care 2009 ; 13 : R187

D　経腸栄養耐性の評価

4.　経腸栄養と誤嚥

CQ4-5　経腸栄養中の誤嚥の危険度を下げるために行うことは？

A4-5.
人工呼吸器関連肺炎のリスクを低減するために本邦で使用できる濃度の口腔洗浄用クロルヘキシジンによる口腔洗浄は行わないことを強く推奨する（1C）．（作成方法F-1）

解説

　1日2回のクロルヘキシジンを使用した口腔ケアを効果的に行うことにより，心臓手術後の患者の呼吸器感染および院内肺炎が減少したことが報告されている[1,2]．ICU患者に関しては，ケアバンドルにクロルヘキシジンによる口腔ケアが含まれる2件の研究において，院内呼吸器感染症が有意に減少した[3,4]．

　口腔洗浄に用いるクロルヘキシジンはグルコン酸クロルヘキシジンである．クロルヘキシジン洗浄液の濃度について，欧米では0.12～0.2%で有効性が報告されているのに対し，本邦で使用できる濃度は欧米の1/100の低濃度（0.002%以下）である（2015年4月現在）．本邦で使用できる濃度では，口腔内細菌に対する有効性はないといわれている．なお，口腔洗浄用のグルコン酸クロルヘキシジンと，消毒用として市販されているクロルヘキシジン（クロルヘキシジンアルコール）とを混同しないように注意が必要である．消毒用のクロルヘキシジンアルコールは欧米では2%，本邦では1%の濃度のものが市販されているが，いずれも口腔洗浄用のグルコン酸

クロルヘキシジンに比べて高濃度である．

　誤嚥リスクを低減するための他の手段には，できるだけ鎮静/鎮痛を軽減する，検査や処置のためのICUからの移動を最小限にする，患者/看護師比のより低いユニットへ移動する，などが考えられる[5,6]．

文　献

1) DeRiso AJ, et al：Chlorhexidine gluconate 0.12% oral rinse reduces the incidence of total nosocomial respiratory infection and nonprophylactic systemic antibiotic use in patients undergoing heart surgery. Chest 1996；109：1556-61
2) Houston S, et al：Effectiveness of 0.12% chlorhexidine gluconate oral rinse in reducing prevalence of nosocomial pneumonia in patients undergoing heart surgery. Am J Crit Care 2002；11：567-70
3) Zack JE, et al：Effect of an education program aimed at reducing the occurrence of ventilator-associated pneumonia. Crit Care Med 2002；30：2407-12
4) Simmons-Trau D, et al：Reducing VAP with 6 Sigma. Nurs Manage 2004；35：41-5
5) McClave SA, et al：North American summit on aspiration in the critically ill patient：consensus statement. J Parenter Enteral Nutr 2002；26：S80-5
6) Kollef MH：Prevention of hospital-associated pneumonia and ventilator-associated pneumonia. Crit Care Med 2004；32：1396-405

D　経腸栄養耐性の評価

5．下痢の発生時の対応

CQ5　下痢が発生した場合に何をするべきか？

A5.
原因の詳細な評価を行い，その結果に基づいて対応することを強く推奨する（1D）．（作成方法 F-1）

解説

　重症患者において下痢は一般的な症状である．明確な下痢の診断基準はないが，便回数（≧3〜5回/day）や排便量（≧200〜300 g/day）などが用いられている．下痢は負のエネルギーバランスに関連している．Strack van Schijndelら[1]は1日排便量≧250 gは栄養不足の指標になると報告し，さらにWierdsmaら[2]は便の性状にかかわらず排便量が多いほど栄養成分の喪失量が増加し，1日排便量≧350 gでエネルギーおよび蛋白が不足するリスクが高いため，排便量の測定が有用であると報告している．重症患者における栄養不足は免疫機能の低下，感染性合併症の発症リスクの増加，死亡率の増加に関連するため，排便量をある程度抑制し，栄養不足を改善することは経腸栄養管理を行う上で重要である．

　下痢は病理学的な特徴から，分泌性，運動性，滲出性，浸透圧性に分類される．さらに，感染の有無によって治療法が異なってくるため，感染性と非感染性にも分けられる．

　静脈栄養に比べて，経腸栄養では消化管粘膜の構造・機能を良好に維持できるため，下痢の発生が抑えられるといわれているが，

経腸栄養施行中に下痢が生じた場合，① 高浸透圧性の薬品の過剰摂取，② 広域抗菌薬の使用，③ *C. difficile* 感染症あるいは関連下痢症，④ 他の感染原因の鑑別を速やかに行うべきである．

　経腸栄養に伴う下痢に関して，投与経路の違い（経胃か，経空腸か）による下痢の発生については差がないと報告されている[3,4]．経腸栄養の投与方法に関して，ポンプを用いた持続投与では間欠投与に比べて下痢の発生が抑えられる[5-7]と報告されている（下痢が生じてからは無効[6,7]）．炭水化物の含有量，脂肪の種類，高浸透圧などの栄養剤の組成や，細菌の混入なども下痢の発生増加に関与する．

　抗菌薬投与に起因する下痢についても注意する．特に最も頻度の高い *C. difficile* による下痢では，抗菌薬の使用（使用歴も含む），ICU の長期滞在，proton pump inhibitor の使用，性差（女性に多い），疾患の重症度，経腸栄養（特に幽門後投与）が危険因子として挙げられる．抗菌薬の種類によっても発生率は異なり，キノロン系やセファロスポリン系ではリスクが高く，逆にマクロライドは低リスクである[8]．その他の下痢の危険因子として，発熱あるいは低体温，感染巣の存在，低栄養，

低アルブミン血症，敗血症，多臓器不全，オープンタイプの経腸栄養ボトル，完全静脈栄養などが挙げられる．

　下痢が継続すると，関連する低栄養により死亡率が増加する可能性がある．栄養成分の吸収不良により合併症も増加するため，静脈栄養による補助が必要となることもある．下痢に伴って，循環血液量の減少，大量の消化液の排泄による電解質や重炭酸イオンの喪失による代謝性アシドーシス，カリウム・マグネシウム・亜鉛などの電解質異常が生じるだけでなく，手術創や褥瘡などの汚染が問題となることもある．

　一般的な下痢の治療としては，補液，オピオイドや抗コリン薬投与などがある．経腸栄養に伴う下痢の予防としては持続投与に変更する，栄養剤の組成を変更する方法などがある．経腸栄養剤の組成は低浸透圧のものや食物繊維を多く含むものが良いとされる．水溶性食物繊維に比べて不溶性食物繊維は下痢を予防する効果が低い（第2章のE-4「食物繊維（可溶性と不溶性）」を参照）．ペクチンやグアーガムなどの水溶性食物繊維は消化管内容物の粘性を高める効果があり，消化管内容物の流れを減弱させる．食物繊維を多く含む栄養剤は下痢の予防と便秘の改善の目的で重症患者に対して投与されており，ペクチンはプラセボに比べて下痢を予防する効果が高い傾向があることが報告されている[9]．一方で，メタ解析[10]では，食物繊維を多く含む栄養剤の投与の有効性は見出せなかったという報告もなされている．同様に，消化管の細菌叢を維持するといわれる，プレ/プロ/シンバイオティックスの有用性についても，十分なエビデンスは得られていない（第2章のF-2「プレ/プロ/シンバイオティックス」を参照）．

文　献

1) Strack van Schijndel RJ, et al：Fecal energy losses in enterally fed intensive care patients：an explorative study using bomb calorimetry. Clin Nutr 2006；25：758-64

2) Wierdsma NJ, et al：Malabsorption and nutritional balance in the ICU：fecal weight as a biomarker：a prospective observational pilot study. Crit Care 2011；15：R264

3) Montejo JC, et al：Multicenter prospective randomized single-blind study comparing the efficacy and gastrointestinal complications of early jejunal feeding with early gastric feeding in critically ill patients. Crit Care Med 2002；30：796-800

4) Meert KL, et al：Gastric versus small-bowel feeding in critically ill children receiving mechanical ventilation：a randomized controlled trial. Chest 2004；126：872-8

5) Shang E, et al：Pump-assisted versus gravity-controlled enteral nutrition in long-term percutaneous endoscopic gastrostomy patients：a prospective controlled trial. J Parenter Enter Nutr 2003；27：216-9

6) Steevens EC, et al：Comparison of continuous vs intermittent nasogastric enteral feeding in trauma patients：perceptions and practice. Nutr Clin Pract 2002；17：118-22

7) Lee JS, et al：A comparison of two feeding methods in the alleviation of diarrhoea in older tube-fed patients：a randomised controlled trial. Age Ageing 2003；32：388-93

8) Yip C, et al：Quinolone use as a risk factor for nosocomial *Clostridium difficile*-associated diarrhea. Infect Control Hosp Epidemiol 2001；22：572-5

9) Schultz AA, et al：Effects of pectin on diarrhea in critically ill tube-fed patients receiving antibiotics. Am J Crit Care 2000；9：403-11

10) Yang G, et al：Application of dietary fiber in clinical enteral nutrition：a meta-analysis of randomized controlled trials. World J Gastroenterol 2005；11：3935-8

E　特殊栄養素

1．アルギニン

CQ1 アルギニンを強化した免疫調整栄養剤を重症度の高い集中治療患者に対して使用してもよいか？

A1.
アルギニンを強化した免疫調整栄養剤を重症度の高い集中治療患者に対して使用しないことを弱く推奨する(2C)．（作成方法 A）

解説

アルギニンは免疫機能改善や蛋白合成の亢進，創傷治癒を促進する役割があり，微小循環調整に大切な一酸化窒素（NO）の基質である．一方で，過剰な NO の産生により，末梢血管の過度な拡張や循環動態への悪影響が危惧されている．文献をメタ解析すると，集中治療患者に対するアルギニン強化栄養剤の使用は死亡率，感染症発症率に影響しなかった．敗血症，重症患者へのアルギニン強化栄養剤の効果の評価は定まっておらず[1-3]，病態を悪化させる報告が複数あることから[2,4,5]，アルギニンを強化した栄養剤は重症患者には使用しないことを弱く推奨した．

文　献

1) Galban C, Montejo JC, Mesejo A, et al：An immune-enhancing enteral diet reduces mortality rate and episodes of bacteremia in septic intensive care unit patients. Crit Care Med 2000；28：643-8
2) Dent DL, Heyland DK, Levy H：Immuno-nutrition may increase mortality in critically ill patients with pneumonia：results of a randomized trial. Crit Care Med 2003；30：A17
3) Kieft H, Roos A, Bindels A, et al：Clinical outcome of immunonutrition in a heterogenous intensive care population. Intensive Care Med 2005；31：524-32
4) Bower RH, Cerra FB, Bershadsky B, et al：Early enteral administration of a formula（Impact）supplemented with arginine, nucleotides, and fish oil in intensive care unit patients：results of a multicenter, prospective, randomized, clinical trial. Crit Care Med 1995；23：436-49
5) Bertolini G, Iapichino G, Radrizzani D, et al：Early enteral immunonutrition in patients with severe sepsis：results of an interim analysis of a randomized multicentre clinical trial. Intensive Care Med 2003；29：834-40

E　特殊栄養素

2. グルタミン

CQ2　グルタミンを強化した経腸栄養の投与の適応は？

A2-1.
グルタミンを強化した経腸栄養の投与を熱傷と外傷患者で考慮することを弱く推奨する（2B）．（作成方法 A）

A2-2.
ショック，多臓器障害を呈する場合はグルタミンを強化した経腸栄養の投与は控えることを強く推奨する(1A)．（作成方法 F-1）

解説

　グルタミンは消化管においては腸上皮細胞の栄養となり，腸管の integrity を維持する．集中治療患者に対するグルタミン強化経腸栄養の有効性について，熱傷患者を対象にグルタミン強化により有意に死亡率が低下したと報告している[1]が，その他の集中治療患者に対する報告ではグルタミン強化栄養の死亡率に関する有効性は認められていない[2]．外傷患者においてグルタミン強化栄養投与により肺炎，菌血症，敗血症の発生が有意に低下し，熱傷患者において創感染の発生率が有意に低下したと報告している[3,4]．

　グルタミン投与 50 g 前後（経静脈的投与 0.35 g/理想体重 kg/day と経腸投与 30 g/day）とセレン・抗酸化物質投与による大規模な臨床研究（REDOXS Study）を行った[5]．対象患者は 2 つ以上の臓器障害のある患者 1,223名であり，グルタミンを投与した患者群と投与していない患者群を比較すると，グルタミン投与群で死亡率が有意に上昇した．ただし，死亡した群ではグルタミンを投与する前からグルタミン血中濃度が上昇している症例があり，ショック，臓器障害を呈する重症患者には外傷，熱傷含めてグルタミン投与を控えることを強く推奨する．

文　献

1) Garrel D, et al：Decreased mortality and infectious morbidity in adult burn patients given enteral glutamine supplements：a prospective, controlled, randomized clinical trial. Crit Care Med 2003；31：2444-9
2) July 2013 Canadian Clinical Practice Guidelines update. http://www.criticalcarenutrition.com
3) Houdijk AP, et al：Randomised trial of glutamine-enriched enteral nutrition on infectious morbidity in patients with multiple trauma. Lancet 1998；352：772-6
4) Zhou YP, et al：The effect of supplemental enteral glutamine on plasma levels, gut function, and outcome in severe burns：a randomized, double-blind, controlled clinical trial. JPEN 2003；27：241-5
5) Heyland D, et al：A randomized trial of glutamine and antioxidants in critically ill patients. N Engl J Med 2013；368：1489-97

E　特殊栄養素

3．n−3系多価不飽和脂肪酸

CQ3−1　ARDS患者に対してn−3系脂肪酸(EPA)，γリノレン酸，抗酸化物質を強化した経腸栄養剤使用を考慮するか？

A3−1.
ARDS患者に関してはn−3系脂肪酸(EPA)，γリノレン酸，抗酸化物質を強化した経腸栄養剤使用を弱く推奨する(2B)．（作成方法A）

解説

ARDSおよびALI患者におけるn−3系脂肪酸含有製剤の有効性に関しては海外からの7つのRCT[1-7]が報告されている．

n−3系脂肪酸(EPA)を多量に含んだ脂肪が55%配合され，n−3系多価不飽和脂肪酸が強化された栄養剤と，同じく脂肪が55%前後であるが，n−6系脂肪酸が主体の栄養剤を比較した研究が4つある．なお，脂肪含有量が55%は通常のICUで使われる栄養剤よりも比較的多い．Gadekら[1]の報告によると，n−3系多価不飽和脂肪酸を強化した栄養剤群で，人工呼吸管理日数およびICU在室日数が有意に減少した．また，酸素化能においても4日目，7日目に有意な改善を認め，新たな臓器不全の発生も有意に減少した．Singerら[2]の報告によると，ICU在室日数，人工呼吸管理日数においては両群間で有意差はなかったが，酸素化能においてはn−3系多価不飽和脂肪酸を強化した栄養剤群で4日目，7日目に有意な改善を認めた．生存率に関しては28日目では有意差があったが，90日間での追跡では差がなかった．Pontes−Arruda

ら[3]の報告によると，n−3系多価不飽和脂肪酸を強化した栄養剤群で，人工呼吸管理日数およびICU在室日数が有意に短縮した．酸素化能は4日目，7日目に有意な改善を認め，新たな臓器不全の発生も有意に減少した．生存率に関する28日間の調査でも生存率に有意差が得られた．Elaminら[4]の報告によると，米国の2施設の外科系内科系混合ICUにおけるARDS患者に対して，n−3系多価不飽和脂肪酸を強化した栄養剤群で，入室1〜4日のlung injury scoreが有意に改善し，ICU滞在日数は有意に短縮し，入室28日までのMultiple Organ Dysfunction(MOD)スコアは有意に低下した．

Grauら[5]の報告は，ALIまたはARDS合併のsevere sepsis患者に対して，n−3系多価不飽和脂肪酸を強化した栄養剤とコントロール栄養剤（文献[1-4]の対照群の栄養剤とは異なる）の2群間で臓器不全の頻度と院内肺炎の発生を比較し，臓器障害の指数SOFAスコア，PaO_2/F_1O_2比，人工呼吸器装着期間に有意差は認めなかったが，コントロール群でICU滞在日数が有意に長かった．さらに，米国ARDS networkが，n−3系多価不飽和

F 補足的治療

3. 抗潰瘍薬

CQ3-3 抗潰瘍薬の選択はどうすればよいか？

A3-3.

1) 出血予防効果が副作用より高いと考えられる患者にはヒスタミン H_2 受容体拮抗薬あるいはプロトンポンプ阻害薬（PPI）の使用を弱く推奨する（1A）．（作成方法 E-1）

2) 出血のリスクがあまり高くないと考えられる患者ではスクラルファートなどの胃粘膜保護薬の使用を弱く推奨する（1A）．（作成方法 E-1）

3) 出血リスクがなく，経腸栄養を行っている患者では予防投与をしないことを弱く推奨する(2A)．（作成方法 E-1）

解説

　H2RA の消化管出血予防効果は，スクラルファートや酸中和薬より優れる[1]．大規模 RCT では，臨床的に明らかな消化管出血発生率の相対リスク（RR）は 0.44（CI 0.21～0.92）であった[2]．

　オメプラゾールとシメチジンを比較した RCT で[3]，臨床的に意味のある消化管出血発生率がオメプラゾールで少ない．7RCT のメタ解析では，出血予防効果，肺炎発生率，ICU 滞在日数において PPI と H2RA は同等であった[4]．8RCT と 5 抄録のメタ解析では，H2RA に比べ PPI 予防投与で消化管出血リスクは有意に軽減した（オッズ比 0.30，95% CI 0.17～0.54）が，院内肺炎発生率や死亡率に

差はなかった[5]．大規模コホート研究では，H2RA に比し PPI 使用時には関連因子調整後の消化管出血発生オッズ比 2.24（95% CI 1.81～2.76），肺炎発生オッズ比 1.2（95% CI 1.03～1.41），*Clostridium difficile* 腸炎（CDI）発生オッズ比 1.29（95% CI 1.04～1.64）であった[6]．H2RA はプラセボより消化管出血を減少させるが，生命予後は改善しない[7]．

　観察研究では，PPI 使用により CDI 発生のオッズが有意に高かった[7-9]．10RCT のメタ解析で，H2RA に比してスクラルファート群で肺炎発生率（オッズ比 1.32，95% CI 1.07～1.64）が有意に低下した[10]．入院患者データベース解析で，重症度調整後の制酸薬（特に PPI）使用患者の院内肺炎発生オッズは有意に高かった[11]．23RCT を含む 31 研究の統合解

析で，肺炎発生オッズはPPI使用（調整後オッズ比 1.27，95％CI 1.11〜1.46），H2RA使用（1.22，95％CI 1.09〜1.36）で有意に高かった[12]．

　　経腸栄養を受けている患者では，利益が少なく害が勝る可能性も指摘されている．Marikら[13]はH2RAの効果と経腸栄養の有無の関連性を評価するメタ解析を行った．17研究（うち経腸栄養を半数以上の患者が施行していた研究は3研究），1,836名が解析対象となった．H2RAは消化管出血を有意に低下させたが（オッズ比 0.47，95％CI 0.29〜0.76），その治療効果は経腸栄養を受けない群においてのみ得られた．逆に，逆経腸栄養を受けている患者群ではH2RAによる消化管出血リスクは不変で（オッズ比 1.26，95％CI 0.43〜3.7），院内肺炎発生率はむしろ上昇し（オッズ比 2.81，95％CI 1.20〜6.56），死亡率も増加した（オッズ比 1.89，95％CI 1.04〜3.44）[13]．

　　まとめると，消化管出血のリスクが高い場合，予防効果に優れたPPIまたはH2RAを使用し，リスクがあまり高くない場合には合併症の危険性を鑑みてスクラルファートを用いることは受け入れやすい．一方，消化管出血のリスクがないか，経管栄養が行われている場合には，消化管出血予防薬を投与しない選択が可能である．しかし，繰り返しになるが，消化性潰瘍予防による生命予後改善効果は全体としては示されておらず，消化管出血のリスク層別化に基づく治療薬選択は，前向き検討により確認されたものではない．したがって，個々の症例においてリスクを慎重に評価するとともに，予防投薬の必要性，効果，あるいは関連合併症に関して常に観察評価しながら使用判断することが肝要であろう．

文　献

1) Cook DJ, Reeve BK, Guyatt GH, et al : Stress ulcer prophylaxis in critically ill patients. resolving discordant meta-analysis. JAMA 1996 ; 275 : 308-14

2) Cook D, Guyatt G, Marshall J, et al : A comparison of sucralfate and ranitidine for the prevention of upper gastrointestinal bleeding in patients requiring mechanical ventilation. Canadian Critical Care Trials Group. N Engl J Med 1998 ; 338 : 791-7

3) Conrad SA, Gabrielli A, Margolis B, et al : Randomized, double-blind comparison of immediate-release omeprazole oral suspension vs intravenous cimetidine for the prevention of upper gastrointestinal bleeding in critically ill patients. Crit Care Med 2005 ; 33 : 760-5

4) Lin P, Chang C, Hsu P, et al : The efficacy and safety of proton pump inhibitors vs histamine-2 receptor antagonists for stress ulcer bleeding prophylaxis among critical care patients : a meta-analysis. Crit Care Med 2010 ; 38 : 1197-205

5) Barkun AN, Bardou M, Pham CQ, et al : Proton pump inhibitors vs histamine-2 receptor antagonists for stress-related mucosal bleeding prophylaxis in critically ill patients : a meta-analysis. Am J Gastroenterol 2012 ; 107 : 507-20

6) MacLaren R, Reynolds PM, Allen RR : Histamine-2 receptor antagonists vs proton pump inhibitors on gastrointestinal tract hemorrhage and infectious complications in the intensive care unit. JAMA Intern Med 2014 ; 174 : 564-74

7) Janarthanan S, Ditah I, Adler DG, et al : Clostridium difficile-associated diarrhea and proton pump inhibitor therapy : a meta-analysis. Am J Gastroenterol 2012 ; 107 : 1001-10

8) Kwok CS, Arthur AK, Anibueze CI, et al : Risk of Clostridium difficile infection with acid suppressing drugs and antibiotics : meta-analysis. Am J Gastroenterol 2012 ; 107 : 1011-9

9) Deshpande A, Pant C, Pasupuleti V, et al : Association between proton pump inhibitor therapy and Clostridium difficile infection in a meta-analysis. Clin Gastroenterol Hepatol 2012 ; 10 : 225-33

10) Huang J, Cao Y, Liao C, et al : Effect of histamine-2-receptor antagonists versus

sucralfate on stress ulcer prophylaxis in mechanically ventilated patients：a meta-analysis of 10 randomized controlled trials. Crit Care 2010；14：R194

11) Herzig SJ, Howell MD, Ngo LH, et al：Acid-suppressive medication use and the risk for hospital-acquired pneumonia. JAMA 2009；301：2120-8

12) Eom CS, Jeon CY, Lim JW, et al：Use of acid-suppressive drugs and risk of pneumonia：a systematic review and meta-analysis. CMAJ 2011；83：310-9

13) Marik PE, Vasu T, Hirani A, et al：Stress ulcer prophylaxis in the new millennium：a systematic review and meta-analysis. Crit Care Med 2010；38：2222-8

F　補足的治療

4. 分枝鎖アミノ酸 （branched chain amino acids：BCAA）

CQ4　BCAA rich な静脈栄養の投与はするか？

A4.
一般的に重症患者に対する BCAA rich な静脈栄養の投与はしないことを弱く推奨する（2B）．（作成方法 F-1）
（肝不全を伴う意識障害患者については，第 2 章の J「病態別栄養療法」を参照）

解説

重症患者に対する BCAA の有用性を検討した RCT （クオリティー B）は現在までに 5 編[1-5]のみで，そのうち 4 編[1,3-5]が死亡率に言及しており，1 編[5]のみで BCAA rich な静脈栄養が死亡率を有意に低下させたと報告している．死亡率に言及している 4 編のメタ解析[6]で BCAA rich な栄養に優位性〔リスク比＝0.58（0.26, 1.28）〕があるものの統計学的な有意差はなかった（$P=0.09$）．BCAA については米国[7]，ヨーロッパの最新の栄養ガイドライン[8]には掲載されておらず，2009 年に発表されたカナダのガイドラインに掲載されているのみであった．さらに，2009 年から現在に至るまで RCT およびメタ解析は存在せず，カナダガイドライン 2013 年改訂版[6]にも変更なしとされている．

文　献

1) Van Way CW 3rd, et al：Comparison of total parenteral nutrition with 25 per cent and 45 per cent branched chain amino acids in stressed patients. Am Surg 1985；51：609-16

2) Ott LG, et al：Comparison of administration of two standard intravenous amino acid formulas to severely brain-injured patients. Drug Intell Clin Pharm 1988；22：763-8

3) von Meyenfeldt MF, et al：Effect of branched chain amino acid enrichment of total parenteral nutrition on nitrogen sparing and clinical outcome of sepsis and trauma：a prospective randomized double blind trial. Br J Surg 1990；77：924-9

4) Kuhl DA, et al：Use of selected visceral protein measurements in the comparison of branched-chain amino acids with standard amino acids in parenteral nutrition support of injured patients. Surgery 1990；107：503-10

5) Garcia-de-Lorenzo A, et al：Parenteral administration of different amounts of branch-chain amino acids in septic patients：clinical and metabolic aspects. Crit Care Med 1997；25：418-24

6) Dhaliwal R, et al：The Canadian critical care nutrition guidelines in 2013：an update on current recommendations and implementation strategies. Nutr Clin Pract 2014；29：29-43

7) McClave SA, et al：Guidelines for the Provision and Assessment of Nutrition Support Therapy in the Adult Critically Ill Patient：SCCM and A.S.P.E.N.. J Parenter Enteral Nutr 2009；33：277-316

8) Singer P, et al：ESPEN Guidelines on Parenteral Nutrition：intensive care. Clin Nutr 2009；28：387-400

F 補足的治療

5. 高脂肪/低炭水化物（high fat & low CHO）栄養剤

CQ5 高脂肪/低炭水化物（high fat & low CHO）栄養剤は重症患者に投与するか？

A5.
高脂肪/低炭水化物栄養剤（high fat & low CHO）を重症患者に対してルーチンに使用しないことを弱く推奨する（2D）.
（作成方法 F-1）

解説

呼吸不全患者用の経腸栄養剤や静脈栄養剤に含まれる脂質の材料や組成についてのコンセンサスは得られていない. 呼吸商を調整した特殊な高脂肪/低炭水化物の栄養によってCO_2産生が低下すると考えられている. しかし, ICU患者で脂肪/炭水化物比率を上げることによって, CO_2産生量が有意に減少したのは過剰な栄養が供給されていた症例のみで, 必要栄養量を適切に投与されていた場合はそれほど影響しなかった[1].

ICU患者に対する高脂肪/低炭水化物の栄養は通常の栄養との比較で, 死亡率, 感染性合併症発生率, 在院日数に影響しなかった. 一方, 高脂肪/低炭水化物経腸栄養剤の使用によってCOPDの急性増悪患者の人工呼吸期間が通常の栄養剤に比べて有意に短縮したことが示されている[2]. CO_2が貯留しやすい患者では, 必要栄養量を超える栄養投与は避けるべきである[1,2].

また, 高脂肪/低炭水化物の栄養では高血糖患者の血糖値が通常の栄養に比べて有意に低く, インスリン使用量が減少したと報告されている[3]. しかし, 高脂肪/低炭水化物の有効性を示した報告はこれらの2文献[2,3]のみであるため, 使用を推奨する十分なデータとはいえない.

一方, 熱傷患者を対象としたレビュー[4]では, 低脂肪/高炭水化物の栄養剤に比べて, 高脂肪/低炭水化物の栄養剤の使用によって肺炎の発生率が上昇したと報告されていることから, 対象患者によっては高脂肪/低炭水化物の栄養剤が有害となる可能性もある.

なお, 本項目で取り上げている脂肪は, ARDS/ALIに対して推奨される魚油やボラージ油とは異なるため, 混同しないよう注意が必要である.

文　献

1) Radrizzani D, Iapichino G：Nutrition and lung function in the critically ill patient. Clin Nutr 1998；17：7-10
2) Al-Saady NM, Blackmore CM, Bennett ED：High fat, low carbohydrate, enteral feeding lowers $PaCO_2$ and reduces the period of ventilation in artificially ventilated patients. Intensive Care Med 1989；15：290-5
3) Mesejo A, Acosta JA, Ortega C, et al：

Comparison of a high-protein disease-specific enteral formula with a high-protein enteral formula in hyperglycemic critically ill patients. Clin Nutr 2003 ; 22 : 295-305

4) Masters B, Aarabi S, Sidhwa F, et al : High-carbohydrate, high-protein, low-fat versus low-carbohydrate, high-protein, high-fat enteral feeds for burns. Cochrane Database Syst Rev 2012 ; 1 : CD006122

F　補足的治療

6.　脂肪乳剤

CQ6-1　脂肪乳剤の投与速度と投与量は？

A6-1.
脂肪乳剤投与に関して，投与速度は 0.1〜0.2 g triglycerides/kg/hr まで，投与量は 0.7〜1.5 g/kg/day を超えないようにすることを弱く推奨する（2C）．（作成方法 F-1）

解説

　脂肪乳剤の投与速度に関しては 0.1〜0.2 g triglycerides/kg/hr までは安全であると Carpentier ら[1]は報告している．0.1 g/kg/hr の速度は 10％大豆油 200 mL を使用する際，50 kg の患者に対して 4 時間の投与時間となる．ESPEN の静脈栄養のガイドライン[2]では，脂肪乳剤は 0.7〜1.5 g/kg/day を超えないように投与するべきとしている．

文　　献

1) Carpentier YA, Hacquebard M：Intravenous lipid emulsions to deliver omega 3 fatty acids. Prostaglandins Leukot Essent Fatty Acids 2006；75：145-8
2) Singer P, Berger MM, Van den Berghe G, et al：ESPEN guidelines on parenteral nutrition：intensive care. Clin Nutr 2009；28：387-400

F　補足的治療

6. 脂肪乳剤

CQ6-2　脂肪乳剤はいつ，どんな種類のものを投与するか？

A6-2.
1) 経腸栄養が施行できていれば，大豆由来の脂肪乳剤の投与を控えることを弱く推奨する（2C）．（作成方法A）
2) 経腸栄養が施行できていない場合，静脈栄養が10日間以内であれば，大豆由来の脂肪乳剤の投与は控えることを弱く推奨する（2C）．（作成方法A）
3) 経腸栄養が施行できていない場合，静脈栄養が10日間以上であれば，大豆由来の脂肪乳剤を投与するべきであるが，至適な投与量に関する根拠は不十分である（unknown field）．（作成方法A）
4) 栄養不良が基にある重症患者では，大豆由来の脂肪乳剤を投与するべきであるが，至適な投与量に関する根拠は不十分である（unknown field）．（作成方法A）

解説

　現在，本邦には，大豆由来の脂肪乳剤の他，鎮静薬として2,6-ジイソプロピルフェノール（ディプリバン，プロポフォール）があり，集中治療室でも使用されている．これは，溶媒として脂肪乳剤が使用されており，大豆油（LCT）だけのもの（ディプリバン）と大豆油（LCT）＋中鎖脂肪酸MCT（プロポフォール）のものがある．これら脂肪乳剤は1.1 kcal/1 mLのエネルギーがあることを考慮しながら栄養管理を行うべきである．

　経腸栄養が施行できている重症患者，10日間以内の静脈栄養のみを行っている重症患者に関しては，2つのRCT[1,2]を鑑みれば大豆由来の脂肪乳剤は投与を控えることを考慮するべきである．Battistellaら[1]の報告によると，外傷患者に関しては大豆由来の脂肪乳剤を使用した群が使用しなかった群と比較して肺炎，敗血症が有意に多かった．McCowenら[2]の報告では低カロリー（炭水化物1,000 kcal/day，蛋白70 g/day）と通常のカロリー（炭水化物25 kcal/kg/day，蛋白1.5 g/kg/day，大豆由来の脂肪乳剤の使用）を比較し，大豆由来の脂肪乳剤を使用した通常のカロリー群で感染率が上昇する傾向にあった．これら2つ

の報告によると死亡率に関しては脂肪乳剤の
使用群，非使用群間に差はなかった．

　栄養不良が基にある重症患者，10 日間以上
の静脈栄養のみを行っている重症患者に関し
ては，RCT が存在しないため，言及が困難で
あるが，個々の症例に応じて必須脂肪酸欠乏
に陥ることなく投与を開始することは必要で
ある．

文　献

1) Battistella FD, Widergren JT, Anderson JT, et al：A prospective, randomized trial of intravenous fat emulsion administration in trauma victims requiring total parenteral nutrition. J Trauma 1997；43：52-8
2) McCowen KC, Friel C, Sternberg J, et al：Hypocaloric total parenteral nutrition：Effectiveness in prevention of hyperglycemia and infectious complications. A randomized clinical trial. Crit Care Med 2000；28：3606-11

F　補足的治療

7. 東洋医学的アプローチ

CQ7-1　消化管運動の改善のために漢方薬の投与を行うか？

A7-1.
消化管運動の改善目的での漢方薬の使用に関する推奨は，結論を出すには十分なエビデンスがない（unknown field）．（作成方法 G）
＊クオリティーDの文献が主なので構造化抄録は作成しない.

解説

　該当する重症患者に対する無作為化試験は，検索し得なかった．集中治療領域で今後効果が期待されている漢方薬としては，以下の2つが挙げられる．いずれも消化管の運動を改善させることが基礎研究で報告されているものである．1つは，六君子湯であり，この薬剤は胃排泄能促進作用[1]，摂食亢進作用を持つグレリンの分泌促進や分解阻害[2]，グレリンシグナルの活性化[3]に関与していると報告されており，胃残量の多い集中治療患者に対する研究が待たれるところである．2つ目は，大建中湯であり，この薬剤は5-HT3受容体，5-HT4受容体を介するアセチルコリン遊離促進作用[4-6]，モチリン分泌促進作用[7]，腸管粘膜層受容体刺激作用[8]による消化管運動促進作用が報告されている．臨床例では，健康な米国人に対し，大建中湯15 g/day 5日間投与群とプラセボ群で上行結腸の排出時間を有意に短縮するというRCT[9]，腹部術後イレウス例における再手術率，再発率を低下するというRCT[10]，胃全摘術後空腸瘻留置患者の栄養投与時の症状を改善するというRCT[11]がある.

　作用メカニズムとしては，重症患者に関しても効果が期待されるが，いずれも重症患者に対する検討ではなく，unknown field とし，今後集中治療領域での研究が報告されることが望まれる.

文　献

1) Kido T, Nakai Y, Kase Y, et al：Effects of rikkunshi-to, a traditional Japanese medicine, on the delay of gastric emptying induced by N（G）-nitro-L-arginine. J Pharmacol Sci 2005；98：161-7
2) Sadakane C, Muto S, Nakagawa K, et al：10-Gingerol, a component of rikkunshito, improves cisplatin-induced anorexia by inhibiting acylated ghrelin degradation. Biochem Biophys Res Commun 2011；412：506-11
3) Fujitsuka N, Asakawa A, Uezono Y, et al：Potentiation of ghrelin signaling attenuates cancer anorexia-cachexia and prolongs survival. Transl Pshychiatry 2011；1：23
4) Shibata C, Sasaki I, Naito H, et al：The herbal medicine Dai-kenchu-tou stimu-

lates upper gut motility through cholinergic and 5-hydroxytryptamine 3 receptors in conscious dogs. Surgery 1999；126：918-24

5) Satoh K, Hayakawa T, Kase Y, et al：Mechanisms for contractile effect of Dai-kenchu-to in isolated guinea pig ileum. Dig Dis Sci 2001；46：250-6

6) Fukuda H, Chen C, Mantyh C, et al：The herbal medicine, Dai-kenchu-to, accelerates delayed gastrointestinal transit after the operation in rats. J Surg Res 2006；131：290-5

7) Nagano T, Itoh H, Takeyama M：Effect of Dai-kenchu-to on levels of 3 brain-gut peptides (motilin, gastrin and somatostatin) in human plasma. Biol Pharm Bull 1999；22：1131-3

8) Satoh K, Hashimoto K, Hayakawa T, et al：Mechanism of atropine-resistant contraction induced by Dai-kenchu-to in guinea pig ileum. Jpn J Pharmacol 2001；86：32-7

9) Manabe N, Camilleri M, Rao A, et al：Effect of daikenchuto (TU-100) on gastrointestinal and colonic transit in humans. Am J Physiol Gastrointest Liver Physiol 2010；298：G970-5

10) Itoh T, Yamakawa J, Mai M, et al：The effect of the herbal medicine Dai-kenchu-to on post-operative ileus. J Int Med Res 2002；30：428-32

11) Endo S, Nishida T, Nishikawa K, et al：Dai-kenchu-to, a Chinese herbal medicine, improves stasis of patients with total gastrectomy and jejunal pouch interposition. Am J Surg 2006；192：9-13

F 補足的治療

7. 東洋医学的アプローチ

CQ7-2 消化管運動の改善のために鍼治療を行うか？

A7-2.
消化管運動改善に鍼治療が有効である根拠は不十分である
（unknown field）．（作成方法 G）
＊論文が 1 つしかないので構造化抄録は作成しない．

解説

Pfab ら[1]は，Grade Ⅲ，Ⅳのくも膜下出血の動脈瘤術後，脳内出血，頭部外傷で鎮静され，1 日 500 mL 以上の胃残量が 2 日間続く患者に対し，電気鍼治療群（15 名）と薬物治療群（15 名）に分け検討した RCT を報告している．電気鍼治療群は両側の PC-6〔内関：手の手掌側で手首から 2 寸（1 寸は患者の親指の幅）肩に向かった正中〕を電気針刺激し，薬物治療群は，metoclopramide 10～20 mg を 8 時間ごとに静注するのを標準治療とし，効果不十分の際は cisapride 10 mg を 8 時間ごとに静注，erythromycin 500 mg を 24 時間ごとに静注を追加した．2 日続けて胃残量が 200 mL 以下になった時点で治療成功とし，6 日間介入まで治療を行った結果，患者背景には差はなく，治療 5 日後の成功率は，電気鍼治療群が 80％，薬物治療群 60％ と有意差が

なかったものの，48 時間以内に胃残量が 200 mL 以下になった症例は電気鍼治療群 47％ に対し，薬物投与群 20％（$P < 0.05$）と有意差を認め，さらに経腸栄養投与量から胃残量を減じた栄養バランスは，電気鍼治療群で 14 名が増加したのに対し，薬物治療群は 7 名の増加にとどまり（$P = 0.014$），有効な経腸栄養投与が行え，さらに副作用はなかったと報告した．

現在のところ報告がRCT 1編しかなく，対象患者数，疾患も限られているためエビデンスレベルは unknown field とした．今後さらなる研究が報告されることが望まれる．

文 献

1) Pfab F, Winhard M, Nowak-Machen M, et al：Acupuncture in critically ill patients improves delayed gastric emptying：a randomized controlled trial. Anesth Analg 2011；112：150-5

G　血糖管理

1.　血糖目標値

CQ1　目標血糖値はいくつにするべきか？

> **A1.**
> 180 mg/dL 以上の高血糖を呈した場合，血糖値を低下させるためにインスリン投与を開始する．血糖値のコントロールを行う際には，目標血糖値は 180 mg/dL 以下とし，血糖値を 80〜110 mg/dL に維持する強化インスリン療法は行わないことを強く推奨する（1 A）．（作成方法 A）

解説

心臓外科 ICU での単独施設無作為化比較試験は，目標血糖値を 80〜110 mg/dL とする強化インスリン療法を行うことで，ICU での死亡率が低下することを報告した[1]．引き続いて，内科系 ICU で ICU 滞在期間が 3 日以上と見積もられた患者を対象とした無作為化比較試験が行われたが，強化インスリン療法の使用で，全患者群の死亡率は減少しなかった[2]．

SSCG2008[3] が報告されて以降，強化インスリン療法に関するいくつかの無作為化比較試験[4-6]とメタ解析[7,8]が報告された．これらの研究で強化インスリン療法は，重症低血糖（血糖値 ≦40 mg/dL）の発症頻度を有意に上昇させたが[4-8]，死亡率は減少させなかった[4,6]．また，NICE-SUGAR trial では，強化インスリン療法は 90 日死亡率を増加させた[5]．Friedrich のメタ解析では外科系・内科系いずれの集中治療患者を対象とした場合でも，強化インスリン療法は有益ではないと

報告している[7]．

血糖値 180 mg/dL 以上でインスリンプロトコールを開始することや 180 mg/dL 以下を目標血糖値とすることの根拠は，NICE-SUGAR trial に由来している．NICE-SUGAR trial は，ICU 患者における血糖管理の目標値を検証した無作為化比較試験のうち，最大規模の研究である．NICE-SUGAR trial のサブグループ解析では，強化インスリン療法が死亡率に与える影響は，非糖尿病患者と糖尿病患者の間で有意差はなかった（オッズ比：非糖尿病患者 vs 糖尿病患者，1.12 vs 1.21，$P = 0.60$）[5]．したがって，糖尿病患者であっても強化インスリン療法の使用は推奨できず，180 mg/dL 以下を目標血糖値とする．

DIGAMI study は，HbA1c 8％前後の心筋梗塞後患者を対象とし，目標血糖値 198 mg/dL 未満とする血糖管理とインスリンを使用しない管理方法を比較検討した多施設無作為化比較試験である[9]．DIGAMI study では，目標血糖値 198 mg/dL 未満とする血糖管理を行うことは，インスリンを使用しない場合

と比較して1年後死亡率を有意に低下させた．糖尿病患者は低血糖の発生率が高いため[10,11]，重症化以前に血糖コントロールが不良な患者で低血糖のリスクが高いと判断した場合，144〜180 mg/dL よりやや高めの198 mg/dL 未満を目標としてもよい．

　海外では血糖値の単位として，mmol/L を用いる国がある．1 mmol/L＝18 mg/dL であり，上記の180, 198 mg/dL は，10, 11 mmol/L から算出されている．血糖測定値の誤差は後述の通り大きいため，血糖コントロールを行う際には，198 mg/dL 未満ではなく200 mg/dL 未満など使用しやすい数値を使用してもよい．

　患者の状態，重症度および医療者の判断によるが，重症患者では，経静脈栄養や持続経腸栄養によって栄養投与される場合がある．この際のインスリン投与は，間欠的投与と比較して，持続的静脈投与のほうが低血糖や血糖の変動が少なくなると考えられており，各ガイドラインでも推奨されている．間欠的経腸栄養投与が行われている際には，間欠的インスリン投与の使用も考慮する．

　通常の血糖管理と比べて，人工膵臓を用いた持続血糖管理は，術後患者を対象とした研究において，低血糖の減少，インスリン使用量の減少，在院日数の短縮，感染発生率の低下などが報告されている[12,13]．人工膵臓の利用が可能な施設においては，報告を行った研究施設と自身の施設における栄養療法・患者構成を比較した上で，その使用を考慮してもよい．

文　献

1) van den Berghe G, et al：Intensive insulin therapy in critically ill patients. N Engl J Med 2001；345：1359-67
2) van den Berghe G, et al：Intensive insulin therapy in the medical ICU. N Engl J Med 2006；354：449-61
3) Dellinger RP, et al：Surviving Sepsis Campaign：international guidelines for management of severe sepsis and septic shock：2008. Crit Care Med 2008；36：296-327
4) Brunkhorst FM, et al：Intensive insulin therapy and pentastarch resuscitation in severe sepsis. N Engl J Med 2008；358：125-39
5) Finfer S, et al：Intensive versus conventional glucose control in critically ill patients. N Engl J Med 2009；360：1283-97
6) Annane D, et al：Corticosteroid treatment and intensive insulin therapy for septic shock in adults：a randomized controlled trial. JAMA 2010；303：341-8
7) Friedrich JO, et al：Does intensive insulin therapy really reduce mortality in critically ill surgical patients? A reanalysis of meta-analytic data. Crit Care 2010；14：324
8) Griesdale DE, et al：Intensive insulin therapy and mortality among critically ill patients：a meta-analysis including NICE-SUGAR study data. CMAJ 2009；180：821-7
9) Malmberg K, et al：Randomized trial of insulin-glucose infusion followed by subcutaneous insulin treatment in diabetic patients with acute myocardial infarction (DIGAMI study)：effects on mortality at 1 year. J Am Coll Cardiol 1995；26：57-65
10) Krinsley JS, et al：Severe hypoglycemia in critically ill patients：risk factors and outcomes. Crit Care Med 2007；35：2262-7
11) Arabi YM, et al：Hypoglycemia with intensive insulin therapy in critically ill patients：Predisposing factors and association with mortality. Crit Care Med 2009；37：2536-44
12) Okabayashi T, et al：Continuous postoperative blood glucose monitoring and control by artificial pancreas in patients having pancreatic resection：a prospective randomized clinical trial. Arch Surg 2009；144：933-7
13) Okabayashi T, et al：Effect of intensive insulin therapy using a closed-loop glycemic control system in hepatic resection patients：a prospective randomized clinical trial. Diabetes Care 2009；32：1425-7

G　血糖管理

2．血糖コントロール

CQ2　血糖値測定をどのようにするべきか？

A2.
1）経静脈的インスリン療法を受けているすべての患者は血糖値とインスリン投与量が安定するまで1～2時間ごとに，安定したのちは4時間ごとに，血糖値を測定することを強く推奨する（1C）．（作成方法C）
2）毛細管血を使用した簡易血糖測定法は血液ガス分析器による血糖測定と比較して測定誤差が大きく，正確性に欠けるため，血液ガス分析器による血糖測定の使用を強く推奨する（1B）．（作成方法C）
3）血液ガス分析器による血糖測定でも測定誤差が生じるため，適宜中央検査室での血糖測定を行い，その正確性を確認することを強く推奨する（1B）．（作成方法C）

解説

インスリン使用時に生じる危険な低血糖を避けるためには，頻回の血糖測定を行う必要がある．過去の急性期血糖管理の研究では，血糖値は少なくとも4時間ごとには測定されている．NICE-SUGAR studyでの通常血糖管理群でも血糖値は少なくとも4時間ごとに測定されていたが，15.8％の患者において41～70 mg/dLの中等度低血糖が生じ，0.5％の患者において40 mg/dL以下の重度低血糖が生じていた．これらの低血糖発生はいずれも死亡率増加と有意に関連していた[1]．インスリンを使用している重症患者では低血糖発生率の危険性が高いことを留意し，少なくとも4時間ごとに血糖測定することを推奨する．

多くの重症患者の血糖測定では，簡易血糖測定が選択されるが，その測定値は不正確でしばしば高く見積もられるため，低血糖の発生を見逃す可能性がある．毛細管血を使用した簡易血糖測定は，血液ガス分析器による血糖測定と比較して有意に測定誤差の発生率が高い[2]．また，全血を用いた簡易血糖測定は，血液ガス分析器による血糖測定と比較して有意ではないが測定誤差の発生率が高い傾向がある[2]．よって，重症患者における血糖管理は血液ガス分析器による血糖測定を使用

することが推奨される．低血糖帯（血糖値80
mg/dL 以下）では，血液ガス分析器による
血糖測定においても有意に測定誤差の発生率
が増加するため注意が必要であり，中央検査
室での血糖測定（全血ではなく血清を用いた
測定）による再検を適宜行い，その正確性を
確認する必要がある．

文　献

1) Finfer S, Liu B, Chittock DR, et al：Hypo-
   glycemia and risk of death in critically ill
   patients. N Engl J Med 2012；367：1108-18
2) Inoue S, Egi M, Kotani J, et al：Accuracy
   of blood-glucose measurements using
   glucose meters and arterial blood gas ana-
   lyzers in critically ill adult patients：sys-
   tematic review. Crit Care 2013；17：R48

H　経腸栄養療法中の患者管理

1．胃管の位置確認

CQ1　留置された胃管の位置確認はどのように行うか？

A1.
胃管を留置あるいは再留置した場合，X線による確認を行うことを強く推奨する（1D）．（作成方法G）
＊アウトカムを評価した文献がないため構造化はしない．

解説

2,000件以上の胃管挿入を観察した報告[1]では1.3〜2.4％に胃管の位置異常を認め，その約半数は人工呼吸管理中の患者であった．胃管の誤留置による合併症は気胸が最も多く[2]，国内外で死亡例が報告[1,3]されている．

胃管先端の位置確認方法として，X線による胃管先端の位置確認，吸引した排液のpH確認，気泡音の聴診，呼気二酸化炭素の検出による確認方法がある．このうちX線以外の確認方法は盲目的な確認方法である．集中治療を受けている患者はX線撮影が容易な環境にあるため胃管留置時と再留置時はX線による確認を行うことを推奨する．

文　献

1) Sorokin R, Gottlieb JE：Enhancing patient safety during feeding-tube insertion：a review of more than 2,000 insertions. JPEN J Parenter Enteral Nutr 2006；30：440-5
2) Giantsou E, Gunning KJ：Blindly inserted nasogastric feeding tubes and thoracic complications in intensive care. Health 2010；2：1135-41
3) 経鼻栄養チューブ誤挿入による死亡事故について．日本看護協会医療看護安全情報 2005

H　経腸栄養療法中の患者管理

2. 胃内残量の管理

CQ2　経腸栄養を継続してもよい胃内残渣量は？

A2.
胃内残量が500 mL以内であれば経腸栄養を中断しないことを弱く推奨する（2C）．（作成方法A）

解説

　SCCMとASPENの合同ガイドライン[1]では胃内残量250〜500 mL以内であれば経腸栄養の中断を見送るべきとし，Canadian Clinical Practice Guidelines[2]では胃内残量500 mLを閾値とし，胃内残量が250〜500 mL以内ならば経腸栄養継続を許容するとしている．

　胃内残量をチェックした後の胃内残渣の対処として胃内残量が250 mLまでならば胃内へ戻しても，破棄しても高血糖や下痢，胃内容物排出遅延などの合併症は変わらない[3]ため，各施設の取り決めで行う．

文　献

1) Martindale RG, McClave SA, Vanek VW, et al：Guidelines for the provision and assessment of nutrition support therapy in the adult critically ill patient：Society of Critical Care Medicine and American Society for Parenteral and Enteral Nutrition：Executive Summary. Crit Care Med 2009；37：1757-61
2) Dhaliwal R, Cahill N, Lemieux M, et al：The Canadian critical care nutrition guidelines in 2013：an update on current recommendations and implementation. Nutr Clin Pract 2014；29：29-43
3) Juvé-Udina ME, Valls-Miró C, Carreño-Granero A, et al：To return or to discard? Randomised trial on gastric residual volume management. Intensive Crit Care Nurs 2009；25：258-67

H　経腸栄養療法中の患者管理

3.　経腸栄養投与中の体位

CQ3　気管挿管患者の経腸栄養投与中の体位はどのようにするべきか？

A3-1.
経腸栄養中は 30〜45° のセミファーラー位を維持することを強く推奨する（1C）．（作成方法 A）

A3-2.
医師は経腸栄養中の患者に関する体位の指示を明確に行うことを強く推奨する（1C）．（作成方法 A）

 解説

　経腸栄養管理中に限らず，重症患者へのヘッドアップを基本とした体位管理は最も経済的に負担の少ない誤嚥予防対策である[1-3]（第 2 章の D-CQ4-1 を参照）．医師の指示が明確化されることでより徹底した体位管理ができる[4]．

文　献

1) Drakulovic MB, Torres A, Bauer TT, et al：Supine body position as a risk factor for nosocomial pneumonia in mechanically ventilated patients：a randomised trial. Lancet 1999；354：1851-8

2) van Nieuwenhoven CA, Vandenbroucke-Grauls C, van Tiel FH, et al：Feasibility and effects of the semirecumbent position to prevent ventilator associated pneumonia：a randomized study. Crit Care Med 2006；34：396-402

3) Metheny NA, Clouse RE, Chang YH, et al：Tracheobronchial aspiration of gastric contents in critically ill tube fed patients-frequency outcomes and risk factors. Crit Care Med 2006；34：1007-15

4) Helman DL Jr, Sherner JH 3rd, Fitzpatrick TM, et al：Effect of standardized orders and provider education on head of bed positioningin mechanically ventilated patients. Crit Care Med 2003；31：2285-90

H　経腸栄養療法中の患者管理

4. 経腸栄養の間欠投与と持続投与

CQ4　経腸栄養は間欠投与と持続投与のどちらがよいか？

A4.
重症患者への経腸栄養投与は可及的に持続投与で行うことを強く推奨する（1C）．（作成方法A）

解説

　誤嚥については有意差はないが，下痢などの合併症が低い傾向が報告[1,2]されている．特に下痢について持続的投与が有意に少ない[3]（第2章のD-CQ4-2を参照）．重症患者の誤嚥や下痢の発生は経腸栄養継続の支障となるため可能であれば持続的投与が望ましい．

文　献

1) Ciocon JO, Galindo-Ciocon DJ, Tiessen C, et al：Continuous compared with intermittent tube feeding in the elderly. JPEN J Parenter Enteral Nutr 1992；16：525-8
2) Steevens EC, Lipscomb AF, Poole GV, et al：Comparison of continuous vs intermittent nasogastric enteral feeding intrauma patients：perceptions and practice. Nutr Clin Pract 2002；17：118-22
3) Hiebert JM, Brown A, Anderson RG, et al：Comparison of continuous vs intermittent tube feedings in adult burn patients. JPEN J Parenter Enteral Nutr 1981；5：73-5

H　経腸栄養療法中の患者管理

5. 経腸栄養投与の開放式システムと閉鎖式システム

CQ5　経腸栄養投与法として開放式システムと閉鎖式システムのどちらがよいか？

A5.
開放式システムと閉鎖式システム両者いずれが栄養剤の感染による下痢の予防に有効であるかを示す十分な根拠がない（unknown field, D）．（作成方法 G）
＊ガイドラインに取り上げられていない項目を新たに作成するが，クオリティーDの文献が1つしかないので，構造化抄録は作成しない．

解説

　経腸栄養投与システムには，ボトルからルートを直接つなぎ投与する閉鎖システムと，パッケージされたものを別の容器に移す開放式システムがある．臨床では栄養剤の感染に基づく下痢の発生が懸念される．

　ICU 入院患者に対し，閉鎖式システムと開放式システムの使用を観察した2つの報告では両者の違いによる下痢発生率，エネルギー投与量，蛋白投与量に有意差はない[1,2]．その

ため，いずれかを選択するかは十分な根拠は存在しない．

文　献

1) Mickschl DB, Davidson LJ, Flournoy DJ, et al：Contamination of enteral feedings and diarrhea in patients in intensive care units. Heart Lung 1990；19：362-70
2) Silva SM, Assis MC, Silveira CR, et al：Open versus closed enteral nutrition systems for critically ill adults：is there a difference? Rev Assoc Med Bras 2012；58：229-33

H　経腸栄養療法中の患者管理

6.　便失禁管理システム

CQ6　経腸栄養管理中の激しい下痢に対して便失禁管理システムを使うか？

A6.
経腸栄養管理中の激しい下痢に対しては，便失禁管理システムを使うことを弱く推奨する（2D）．（作成方法 G）
＊ガイドラインに取り上げられていない項目を新たに作成するが，クオリティーDの文献が2つしかないので，構造化抄録は作成しない．

解説

便失禁管理システムの使用で熱傷患者の尿路感染率および軟部組織感染率が低下する[1]．重症患者への失禁関連皮膚障害のスキントラブルの予防または改善が報告[2]されている．

便失禁管理システムは制御困難な下痢に対して使用する意義はあるが，十分な観察と監視のもと添付文書の記載を遵守し，使用によるトラブルを回避しながら使用する．

文　献

1) Echols J, Friedman BC, Mullins RF, et al：Clinical unility and economic impact of introducing a bowel management system. J Wound Ostomy Continence Nurs 2007；34：664-70
2) Padmanabhan A, Stern M, Wishin J, et al：Clinical evaluation of a flexible fecal incontinence management system. Am J Crit Care Med 2007；16：384-93

H　経腸栄養療法中の患者管理

7. 栄養チューブの口径と誤嚥

CQ7 栄養チューブは，誤嚥防止のために，可及的に口径が小さいものを選択するか？

A7.
栄養チューブは，誤嚥防止のためには，可及的に口径の小さなチューブを選択することを弱く推奨する（2D）．ただし，胃内残量を測定する場合には口径の太いチューブが必要となる．（作成方法 G）
＊ガイドラインに取り上げられていない項目を新たに作成するが，文献は1つしかないので，構造化抄録は作成しない．

解説

　栄養チューブは口径がより小さいチューブが嚥下に及ぼす影響が少なくなり[1]，誤嚥の危険性が減少する可能性がある．そのため8Fr以下の栄養チューブを選択することが望ましい．ただし，胃内残量を測定する場合には口径の太いチューブが必要となる[2]．

文　献

1) Nishi M, Takehara I, Ikai T, et al：Effects of nasogastric tubes on swallowing：frequency of swallowing residue and back flow of boulus. Jpn J Rehabil Med 2006；43：243-8
2) Metheny NA, Stewart J, Nuetzel G, et al：Effect of feeding-tube properties on residual volume measurements intube-fed patients. JPEN J Parenter Enteral Nutr 2005；29：192-7

H　経腸栄養療法中の患者管理

8. 胃瘻の適応

CQ8　長期間の経鼻経管栄養を必要とする患者に胃瘻を造設するか？

A8.
長期間の経鼻経管栄養を必要とする患者に対し，胃瘻の造設をしないことを弱く推奨する（2D）．（作成方法 G）
＊ガイドラインに取り上げられていない項目を新たに作成するが，クオリティー D の文献しかない，評価アウトカムが一致しないことから，構造化抄録は作成しない．

 解説

　非重症患者のコホート研究[1]では胃瘻（per-cutaneous endoscopic gastrostomy：PEG）造設 30 日後 78% の患者が生存し，経鼻栄養チューブに比べ，栄養チューブ自己（事故）抜去に関するトラブルも少ない．また，小規模な RCT[2]ではあるが早期胃瘻を造設した患者は経鼻経管栄養法に比べ肺炎発症率が少ないという報告がある．一方，脳卒中発症後の患者を対象に経鼻経管栄養と PEG を比較した FOOD Trial[3]では 6 カ月後の機能的予後や死亡率は tube feeding 群よりも PEG 群で高く，早期の PEG 造設を勧めていない．これらの報告は対象患者（病態）が異なり，結果の示す方向性も一致しないため，この CQ に対する Answer を決定する十分な根拠がない．

文　献

1) Taylor CA, Larson DE, Ballard DJ, et al：Predictors of outcome after percutaneous endoscopic gastrostomy：a community-based study. Mayo Clin Proc 1992；67：1042-9
2) Kostadima E, Kaditis AG, Alexopoulos EI, et al：Early gastrostomy reduces the rate of ventilator-associated pneumonia in stroke or head injury patients. Eur Respir J 2005；26：106-11
3) Dennis MS, Lewis SC, Warlow C；FOOD Trial Collaboration：Effect of timing and method of enteral tube feeding for dysphagic stroke patients（FOOD）：a multicentre randomised controlled trial. Lancet 2005；9461：764-72

Ⅰ　静脈栄養療法中の患者管理

1．中心静脈カテーテル挿入時の感染防御

CQ 1　中心静脈カテーテル挿入時の感染防御に有効な方法は？

> **A1.**
> 中心静脈カテーテルの挿入時に，マキシマムバリアプレコーションを実施することを強く推奨する（1A）．（作成方法A）

解説

　中心静脈カテーテルの挿入に際しては，挿入前の手洗いの徹底，キャップ・マスク・滅菌ガウン・滅菌手袋・大型滅菌ドレープを使用したマキシマムバリアプレコーション（Maximal Barrier Precaution）を徹底することでカテーテル関連血流感染（catheter-related bloodstream infection）が低減[1-4]するとされている．さらに，カテーテル挿入部位のクロルヘキシジンによる消毒と大腿静脈留置の回避，不要な中心静脈カテーテルの抜去を組み合わせて行うことで感染率は低下する[3]．中心静脈カテーテルの感染管理に関して米国CDCガイドライン[5]にまとめられているのと同様に，挿入手技や管理によって感染率を低減できる可能性が高いため，マキシマムプリコーションを含めた感染対策の実施を強く推奨する．

文　献

1) Carrer S, Bocchi A, Bortolotti M, et al：Effect of different sterile barrier precautions and central venous catheter dressing on the skin colonization around the insertion site. Minerva Anestesiol 2005；71：197-206
2) Raad II, Hohn DC, Gilbreath BJ, et al：Prevention of central venous catheter-related infections by using maximal sterile barrier precautions during insertion. Infect Control Hosp Epidemiol 1994；15：231-8
3) Pronovost P, Needham D, Berenholtz S, et al：An Intervention to Decrease Catheter-Related Bloodstream Infections in the ICU. N Engl J Med 2006；355：2725-32
4) McLaws ML, Burrell A：Zero risk for central line-associated bloodstream infection：Are we there yet? Crit Care Med 2012；40：388-93
5) O'Grady NP, Alexander M, Burns LA, et al：Guidelines for the prevention of intravascular catheter-related infections. Clin Infect Dis 2011；52：162-93

I 静脈栄養療法中の患者管理

2. 中心静脈カテーテルの留置部位の選択

CQ2 中心静脈カテーテル挿入部位はカテーテル感染発生に影響するか？

A2.
中心静脈カテーテル関連血流感染（catheter-related bloodstream infection）の発生率は，マキシマムプリコーションを行えば内頸静脈，鎖骨下静脈，大腿静脈のどの部位を選択しても変わらない（2B）．（作成方法A）

解説

大腿静脈への中心静脈カテーテルの留置は鎖骨下静脈や内頸静脈に比べ血流感染率が高く[1,2]，内頸動脈は鎖骨下静脈に比べ血流感染が多い傾向[3]が示されていたが，中心静脈カテーテルの細菌定着と感染率に差がない報告[4]や細菌定着は鎖骨下静脈で少ないが感染率に差がないという報告[5]がある．また，近年のメタ解析[6]では，いずれのアクセスにおいてもカテーテル関連血流感染率に差はなかった．中心静脈カテーテル留置に際してはマキシマムプリコーションを実施し，気胸などの合併症によるリスクが少なく，かつ実施者の慣れた部位を選択するべきである．

文 献

1) Merrer J, De Jonghe B, Golliot F, et al：Complications of femoral and subclavian venous catheterization in critically ill patients：a randomized controlled trial. JAMA 2001；286：700-7

2) Lorente L, Henry C, Martin MM, et al：Central venous catheter-related infection in a prospective and observational study of 2,595 catheters. Crit Care 2005；9：631-5

3) Ruesch S, Walder B, Tramer MR：Complications of central venous catheters：internal jugular versus subclavian access-a systematic review. Crit Care Med 2002；30：454-60

4) Deshpande KS, Hatem C, Ulrich HL, et al：The incidence of infectious complications of central venous catheters at the subclavian, internal jugular, and femoral sites in an intensive care unit population. Crit Care Med 2005；33：13-20

5) Gowardman JR, Robertson IK, Parkes S, et al：Influence of insertion site on central venous catheter colonization and bloodstream infection rates. Intensive Care Med 2008；34：1038-45

6) Marik P, Flemmer M, Harrison W：The risk of catheter-related bloodstream infection with femoral venous catheters as compared to subclavian and internal jugular venous catheters：a systematic review of the literature and meta-analysis. Crit Care Med 2012；40：2479-85

I　静脈栄養療法中の患者管理

3. 静脈カテーテルの交換

CQ3　静脈カテーテルの交換時期は？

A3.
中心静脈カテーテルはカテーテル血流関連感染が疑われる場合のみ交換する．末梢静脈カテーテルは点滴漏れや感染など臨床的に問題がない限り，72〜96時間ごとの交換はしない（2C）．（作成方法A）

解説

　中心静脈カテーテルの交換時期について，交換時期を決め定期的に交換してもカテーテル血流関連感染の発生率に差はない．

　末梢静脈カテーテルについては96時間以降の交換でも静脈炎の発生率に差はない[1-3]．中心・末梢静脈カテーテルの交換については米国CDCガイドライン[4]の勧告に準ずる．

文　　献

1) Lai KK：Safety of prolonging peripheral cannula and i.v. tubing use from 72 hours to 96 hours. Am J Infect Control 1998；26：66-70

2) Webster J, Clarke S, Paterson D：Routine care of peripheral intravenous catheters versus clinically indicated replacement：randomised controlled trial. BMJ 2008；337 doi：http://dx.doi.org/10.1136/bmj.a339（Published 08 July 2008）Cite this as：BMJ 2008；337：a339

3) Webster J, Osborne S, Rickard CM, et al：Clinically-indicated replacement versus routine replacement of peripheral venous catheters. Cochrane Database Syst Rev 2013；30：4

4) O'Grady NP, Alexander M, Burns LA, et al：Guidelines for the prevention of intravascular catheter-related infections. Clin Infect Dis 2011；52：162-93

J　病態別栄養療法

1. 呼吸不全

CQ1　急性呼吸不全を伴う患者に対して炭水化物量を抑えた高脂肪組成経腸栄養剤使用を考慮するか？

A1.
急性呼吸不全を伴う患者に関しては炭水化物量を抑えた高脂肪組成栄養剤は使用しないことを弱く推奨する（2B）．（作成方法F1）

＊ARDSについては，第2章のE-3「n-3系多価不飽和脂肪酸」を参照されたい．本項は呼吸不全を伴う患者に対するものであり，混同しないこと．

解説

　高脂肪組成栄養剤は，既存の経腸栄養剤に比べ，炭水化物含量が少なく脂質含量が多い．脂質代謝の呼吸商は炭水化物より低いため動脈血二酸化炭素分圧の上昇を防ぐことが期待される．人工呼吸を要する急性呼吸不全患者20名を対象として高脂肪製剤の効果を評価した小規模研究は，人工呼吸時間を約2.5日短縮できたと報告している[1]．しかし，この研究は1980年代に施行された研究であり，その臨床効果は十分検討されてきたとはいえず，米国ガイドラインでもその使用は推奨されていない[2,3]．なお，炭水化物量を抑えた高脂肪組成栄養剤として炎症惹起性のω-6系脂肪酸を多く含む製剤が存在した．このような高脂肪組成栄養剤を対照とした比較試験で，高脂肪組成栄養剤が患者にとって害になる可能性が指摘されていた[4]．しかし，現在，本邦で市販されている高脂肪組成栄養剤ではω-6系脂肪酸が脂肪酸全体の20%と低く調整されているため（ω-9系脂肪酸：43%，ω-3系脂肪酸：5%），この古いエビデンスは参考にできない．本CQに関するクオリティーの高いRCTが存在しないことも併せて，急性呼吸不全を伴う患者に炭水化物量を抑えた高脂肪組成栄養剤をルーチンで使用しないことを弱く推奨することにした．

文　献

1) al-Saady NM, Blackmore CM, Bennett ED : High fat, low carbohydrate, enteral feeding lowers PaCO$_2$ and reduces the period of ventilation in artificially ventilated patients. Intensive Care Med 1989 ; 15 : 290-5
2) McClave SA, Martindale RG, Vanek VW, et al ; A. S. P. E. N. Board of Directors ; American College of Critical Care Medicine ; Society of Critical Care Medicine : Guidelines for the Provision and Assessment of Nutrition Support Therapy in the Adult Critically Ill Patient : Society of Critical Care Medicine (SCCM) and American Society for Parenteral and Enteral Nutrition (A. S. P. E. N.). JPEN J Parenter Enteral Nutr 2009 ; 33 : 277-316

3) McClave SA, Taylor BE, Martindale RG, et al : Guidelines for the Provision and Assessment of Nutrition Support Therapy in the Adult Critically Ill Patient : Society of Critical Care Medicine (SCCM) and American Society for Parenteral and Enteral Nutrition (A. S. P. E. N.). JPEN J Parenter Enteral Nutr 2016 ; 40 : 159-211

4) Zhu D, Zhang Y, Li S, et al : Enteral omega-3 fatty acid supplementation in adult patients with acute respiratory distress syndrome : a systematic review of randomized controlled trials with meta-analysis and trial sequential analysis. Intensive Care Med 2014 ; 40 : 504-12

J 病態別栄養療法

2. 急性腎障害

CQ2-1 急性腎障害(acute kidney injury：AKI）に対する栄養投与はどうするか？

A2-1.
標準的な経腸栄養剤を投与し，蛋白およびエネルギーの投与は標準的な ICU 推奨事項に従うことを弱く推奨する．著しい電解質異常を伴う場合は，腎不全用の特殊栄養剤の使用を考慮することを弱く推奨する（2D）．（作成方法 F-1）
腎機能不全がある患者に対して，透析を避ける，または透析の開始を遅らせる手段として，蛋白投与量を制限してはならない（2C）．（作成方法 F-1）

解説

重症患者の AKI は，多臓器不全で認める一不全臓器のため，他の合併臓器不全や腎代替療法施行の有無，基礎疾患や栄養障害の重症度によって代謝動態は大きく変化する．このため，目標投与エネルギー量や必要蛋白量は，それぞれの病態に見合った量を投与する必要はあるが，腎代替療法の導入を遅らせるために投与蛋白量を制限してはならない[1]．
しかし，特定の電解質（リン酸やカリウムなど）を標準栄養剤より低下させた特殊栄養剤が，有益である場合もある[1-3]．

文献

1) Cano N, Fiaccadori E, Tesinsky P, et al：ESPEN guidelines on enteral nutrition：adult renal failure. Clin Nutr 2006；25：295-310
2) Marin A, Hardy G：Practical implications of nutritional support during continuous renal replacement therapy. Curr Opin Clin Nutr Metab Care 2001；4：219-25
3) Bozfakioglu S：Nutrition in patients with acute renal failure. Nephrol Dial Transplant 2001；16：21-2

J 病態別栄養療法

2. 急性腎障害

CQ2-2 腎代替療法を行っている患者の必要蛋白量はどのように設定するべきか？

A2-2.
腎代替療法施行中の蛋白投与量は，膜外への蛋白喪失量を勘案した量を投与することを弱く推奨する．糖の投与に関して，透析液中の糖を考慮する．脂肪は通常通りに投与する（2C）．（作成方法 F-1）

解説

持続的腎代替療法中は，約10～15 g/day のアミノ酸が喪失することや，蛋白投与量が1 g/kg/day 未満では窒素欠乏状態が悪化することがあるため，蛋白喪失量を考慮した1.5～2.0 g/kg/day の蛋白投与が必要とされている[1]．また，持続的腎代替療法中の窒素バランスを正にするには，2.5 g/kg/day の蛋白量の摂取が必要との報告もある[2-4]．しかし，欧米の持続的腎代替療法中の血液浄化量は本邦の保険承認量と比較して多いため，アミノ酸投与量は実際に使用している条件における膜外への蛋白喪失量を勘案した量を投与する．

文　献

1) Fiaccadori E, Parenti E, Maggiore U : Nutritional support in acute kidney injury. J Nephrol 2008；21：645-56
2) Scheinkestel CD, Kar L, Marshall K, et al : Prospective randomized trial to assess caloric and protein needs of critically ill, anuric, ventilated patients requiring continuous renal replacement therapy. Nutrition 2003；19：909-16
3) Wooley JA, Btaiche IF, Good KL : Metabolic and nutritional aspects of acute renal failure in critically ill patients requiring continuous renal replacement therapy. Nutr Clin Pract 2005；20：176-91
4) Bellomo R, Tan HK, Bhonagiri S, et al : High protein intake during continuous hemodiafiltration：impact on amino acids and nitrogen balance. Int J Artif Organs 2002；25：261-8

J　病態別栄養療法

3.　肝不全

CQ3-1 慢性肝障害や急性肝不全の患者において，主観的包括的栄養評価（subjective global assessment：SGA）と客観的栄養評価（objective data assessment：ODA）などによる一般的な栄養アセスメントは信頼できるか？

A3-1.
一般的な栄養アセスメントは不正確で信頼性が低くなるため，慢性肝障害や急性肝不全の患者では注意して用いることを弱く推奨する（2C）．（作成方法 F-1）

　本ガイドラインでは，慢性肝障害とは「肝硬変など慢性肝疾患の重症病態」，急性肝不全とは「劇症肝炎やその肝移植待機中などの重症病態」と定義することとした．

解説

　SGA とは診察で入手可能な簡単な情報だけで主観的に栄養状態を評価する栄養アセスメント法で，使用する項目は，年齢，性別，体重変化，消化器症状，食物摂取状況の変化，機能性（自立度），基礎代謝亢進状態，るいそうや浮腫（上腕三頭筋部皮下脂肪厚上腕筋肉周囲など），腹水などである．栄養障害にとどまらず，創傷の治癒遅延や感染症などのリスクのある患者を正確に予測できるとされる．ODA は，SGA で栄養障害があると判断された場合に行うもので，血液化学データや尿生化学検査をはじめとした各種の検査データを基に，栄養状態を判断する．

　栄養不良は慢性肝疾患患者や肝移植待機患者の多くにみられる．慢性肝障害や急性肝不全の臨床経過において，一般的な栄養アセスメントは腹水貯留，血管内脱水，浮腫，門脈圧亢進，低アルブミン血症などの合併症により不正確となるため，信頼性が低いものとなる．栄養不良の誘因は経口摂取の減少であるが，これはさまざまな要因によって生じる．肝硬変患者では栄養不良によって合併症発生率や死亡率が増加する．さらに，移植手術前からの高度の栄養不良は，移植後の合併症発生率の増加や生存率の低下につながる．肝疾患を伴う重症患者の必要エネルギー量は多様であり，単純な計算式で予測するのは難しいため，結局のところ間接熱量計で決定するのが最もよいとされている[1-6]．

文　献

1) Plauth M, Cabre E, Riggio O, et al：ESPEN guidelines on enteral nutrition：liver disease. Clin Nutr 2006；25：285-94
2) Henkel AS, Buchman AL：Nutritional support in patients with chronic liver disease.

Nat Clin Pract Gastroenterol Hepatol 2006 ; 3 : 202-9

3) Campillo B, Richardet JP, Bories PN : Validation of body mass index for the diagnosis of malnutrition in patients with liver cirrhosis. Gastroenterol Clin Biol 2006 ; 30 : 1137-43

4) Sanchez AJ, Aranda-Michel J : Nutrition for the liver transplant patient. Liver Transpl 2006 ; 12 : 1310-6

5) Kondrup J, Allison SP, Elia M, et al ; Educational and Clinical Practice Committee ; European Society of Parenteral and Enteral Nutrition(ESPEN) : ESPEN guidelines for nutrition screening 2002. Clin Nutr 2003 ; 22 : 415-21

6) Schutz T, Bechstein WO, Neuhaus P, et al : Clinical practice of nutrition in acute liver failure : a European survey. Clin Nutr 2004 ; 23 : 975-82

J　病態別栄養療法

3. 肝不全

CQ3-2　慢性肝障害の患者における栄養療法の投与経路は？　また，蛋白制限を行うべきか？

A3-2.
慢性肝障害の患者における栄養療法の投与経路は経腸栄養を優先することを弱く推奨する（2C）．
慢性肝障害の患者では栄養療法時に蛋白制限を行わないことを弱く推奨する（2C）．（作成方法 F-1）
（急性肝不全については CQ3-4 を参照）

解説

　末期の肝疾患や肝移植患者において，栄養療法は不可欠である．肝疾患患者や肝移植後患者において，経腸栄養は静脈栄養に比べて感染症や代謝性合併症を減少させる．長期間の静脈栄養は肝障害の悪化に関連し，敗血症や凝固異常，さらには死を招く．栄養に関連する胆汁うっ滞は通常，長期間の静脈栄養に伴って生じるが，これも大きな問題となる．経腸栄養は肝疾患患者の栄養状態を改善し，合併症を減少させ，生存期間を延長させるた

め，栄養投与経路として推奨される．
　肝性脳症のリスクを軽減する目的で蛋白制限を行うべきではない[1,2]．慢性肝障害の患者における蛋白の必要量は一般的な重症患者と同程度に設定するべきである．

文　献

1) Plauth M, Cabre E, Riggio O, et al：ESPEN guidelines on enteral nutrition：liver disease. Clin Nutr 2006；25：285-94
2) Florez DA, Aranda-Michel J：Nutritional management of acute and chronic liver disease. Semin Gastrointest Dis 2002；13：169-78

J 病態別栄養療法

3. 肝不全

CQ3-3 慢性肝障害の患者に対する経腸栄養剤はどのような組成のものを選択するか？

A3-3.
慢性肝障害の患者に対しては，一般的な組成の経腸栄養剤を用いることを弱く推奨する（2C）．
分岐鎖アミノ酸を強化した経腸栄養剤は，治療抵抗性の肝性脳症の患者に限り投与することを弱く推奨する（2C）．（作成方法F-1）

解説

肝疾患を伴う重症患者において，分岐鎖アミノ酸を強化した経腸栄養剤が一般的な経腸栄養剤に比べて予後を改善することを示すエビデンスはない[1-4]．RCTの結果から，12カ月[2]あるいは24カ月[3]にわたる長期間の分岐鎖アミノ酸顆粒の経口投与が肝障害の進行を遅らせたり，無病生存期間を延長したりする可能性が示唆されている．一般的な治療に抵抗性の肝性脳症の患者において，分岐鎖アミノ酸を強化した経腸栄養剤は一般的な組成の栄養剤に比べて昏睡の程度を改善する可能性がある[2]．

文　献

1) Plauth M, Cabre E, Riggio O, et al：ESPEN guidelines on enteral nutrition：liver disease. Clin Nutr 2006；25：285-94

2) Marchesini G, Bianchi G, Merli M, et al：Nutritional supplementation with branched-chain amino acids in advanced cirrhosis：a doubleblind, randomized trial. Gastroenterology 2003；124：1792-801

3) Muto Y, Sato S, Watanabe A, et al：Effects of oral branched-chain amino acid granules on event-free survival in patients with liver cirrhosis. Clin Gastroenterol Hepatol 2005；3：705-13

4) Horst D, Grace ND, Conn HO, et al：Comparison of dietary protein with an oral, branched chain-enriched amino acid supplement in chronic portal-systemic encephalopathy：a randomized controlled trial. Hepatology 1984；4：279-87

J 病態別栄養療法

3. 肝不全

CQ3-4 急性肝不全の患者に対する栄養療法は？

A3-4.
急性肝不全の患者に対しては，有効性が示された栄養療法は存在しない．
低血糖の発生に注意し，適宜ブドウ糖投与で治療することを弱く推奨する（1D）．
肝不全用の栄養剤で推奨できるものはない（肝不全用の栄養剤を投与しないことを弱く推奨する）（1D）．
特殊アミノ酸製剤を含め，アミノ酸製剤の投与を控えることを弱く推奨する（1D）．（作成方法F-1）

解説

　急性肝不全ではエネルギー代謝が亢進する[1]．一方で，肝細胞の傷害によりエネルギー利用効率は低下する．したがって，エネルギーの過剰投与は病態の悪化を招くため，利用可能なエネルギー基質に沿った栄養素の投与が必要となる．1日の必要栄養量を満たすような栄養を投与するよりも，代謝を安定化させるべきである[2]．

　急性肝不全では，血漿インスリン濃度やC-peptide濃度が高値となるが，インスリンの感受性が低下するため，グルコースの代謝は低下し，グルカゴン濃度も上昇しているため，高血糖となることが報告されている[3]．一方，急速に肝細胞が急激に崩壊する劇症肝炎では，肝グリコーゲンの枯渇および糖新生の破綻による低血糖が高頻度に生じるため，

低血糖の発生に注意し，適宜，経腸的あるいは経静脈的にブドウ糖を投与して治療するべきである[2]．

　急性肝不全の患者に対しても経腸栄養を行うべきである[2]．疾患別に調整された栄養剤に関して推奨できるものはない．急性肝不全では，アンモニア処理能が低下しているためアミノ酸投与は控えるべきである．高アンモニア血症は肝性脳症を招き，脳浮腫の原因となる．また，脳のグルタミン蓄積も浮腫を招く．

　しかし近年，生体肝移植のレシピエントに関して，術前栄養状態とBCAA強化栄養剤の投与が術後敗血症の発生に影響すること[4]や，術前のBCAA投与が術後の菌血症の発生を抑制する可能性[5]について報告されている．

文 献

1) Walsh TS, Wigmore SJ, Hopton P, et al：
Energy expenditure in acetaminophen-
induced fulminant hepatic failure. Crit
Care Med 2000 ; 28 : 649-54
2) Plauth M, Cabré E, Riggio O, et al：ESPEN
Guidelines on Enteral Nutrition : Liver
disease. Clin Nutr 2006 ; 25 : 285-94
3) Vilstrup H, Iversen J, Tygstrup N : Gluco-
regulation in acute liver failure. Eur J Clin
Invest 1986 ; 16 : 193-7
4) Kaido T, Mori A, Oike F, et al：Impact of
pretransplant nutritional status in patients
undergoing liver transplantation. Hepato-
gastroenterology 2010 ; 57 : 1489-92
5) Shirabe K, Yoshimatsu M, Motomura T, et
al：Beneficial effects of supplementation
with branched-chain amino acids on post-
operative bacteremia in living donor liver
transplant recipients. Liver Transpl 2011 ;
17 : 1073-80

J 病態別栄養療法

4. 急性膵炎

CQ4-1 栄養療法開始前や施行中に重症度と栄養状態の評価は必要か？

> **A4-1.**
> 重症度の判定と栄養状態の評価を行うことを強く推奨する
> （1C）．（作成方法 A）

解説

　急性膵炎では，軽症例は予後良好であるが，重症例は臓器不全や重症感染症を合併して死亡率が高い．また，過剰な代謝亢進や蛋白異化の亢進に対して，正の窒素バランスを達成できなければ死亡率は増加する．このため，重症度判定基準が有用となるが，本邦では，2008 年の厚生労働省重症度判定基準が使用（予後因子 3 点以上または造影 CT Grade 2 以上が重症）されているが，Ranson スコアや APACHE II スコア，改訂アトランタ基準などのスコアリングも用いられている[1-3]．また，発症早期は軽症でも急激に重症化する場合もあるため，診断後，特に 48 時間までは繰り返し重症度を判定する[1]．したがって，経時的な重症度判定と栄養状態の評価が重要である．

文　献

1) 急性膵炎診療ガイドライン 2015 改訂出版委員会編：急性膵炎診療ガイドライン 2015（第 4 版）．東京，金原出版，2015
2) American Gastroenterological Association (AGA) Institute on "Management of Acute Pancreatits" Clinical Practice and Economics Committee；AGA Institute Governing Board：AGA Institute medical position statement on acute pancreatitis. Gastroenterology 2007；132：2019-21
3) Banks PA, Bollen TL, Dervenis C, et al：Classification of acute pancreatitis--2012：revision of the Atlanta classification and definitions by international consensus. Gut 2013；62：102-11

J　病態別栄養療法

4. 急性膵炎

CQ4-2 軽症膵炎に対して積極的な栄養療法は必要か？

A4-2.
軽症例に対して，予期しない合併症が発症した場合や，5〜7日以内に経口摂取を開始することができない場合以外は，強制的な栄養投与をしないことを推奨する（1B）．（作成方法A）

解説

　軽症膵炎を対象とした，完全経静脈栄養と末梢静脈栄養の比較研究や，経静脈栄養と経腸栄養の比較研究では，経口摂取までの期間や在院期間，合併症発症率に差はなかった[1,2]．したがって，軽症膵炎は早期からの経口摂取が可能であり，強制的な栄養療法や投与ルートは予後に影響しない．

文　献

1) Sax HC, Warner BW, Talamini MA, et al：Early total parenteral nutrition in acute pancreatitis：lack of beneficial effects. Am J Surg 1987；153：117-24
2) McClave SA, Greene LM, Snider HL, et al：Comparison of the safety of early enteral vs parenteral nutrition in mild acute pancreatitis. J Parenter Enteral Nutr 1997；21：14-20

J 病態別栄養療法

4. 急性膵炎

CQ4-3 重症急性膵炎に対する栄養投与ルートは，経静脈と経腸のどちらを優先するか？

A4-3.
蘇生が終了し，循環動態が安定している状態では，経腸栄養を優先することを推奨する（1A）.（作成方法 C）

解説

重症例に対して，発症や診断から48～72時間以内に開始した経腸栄養と経静脈栄養を比較した研究では，経腸栄養施行例で有意な入院期間の短縮，感染症発症率や臓器不全率の低下，外科治療率や死亡率の低下，経口摂取までの期間短縮，費用効果の安価を示した.さらに，7編のメタ解析[1-7]では，経腸栄養施行例で入院期間の短縮[1-3]，感染症発症率の低下[2-6]，外科的治療率の低下[2,5,6]，臓器不全合併率の低下[4-6]，死亡率の低下[4,6]を認めた.よって，重症急性膵炎における発症や診断から48～72時間以内に開始する経腸栄養は，予後改善に有用と考えられる.しかし，本邦の疫学調査による経腸栄養施行率は，重症例の10.7%と低いのが現状である[7].

文　献

1) Al-Omran M, et al：Enteral versus parenteral nutrition for acute pancreatitis. Cochrane Database Syst Rev 2003；1：CD002837
2) Marik PE, et al：Meta-analysis of parenteral nutrition versus enteral nutrition in Patients with acute pancreatitis. BMJ 2004；328：1407
3) McClave SA, et al：Nutrition support in acute pancreatitis：a systematic review of the literature. JPEN J Parenter Enteral Nutr 2006；30：143-56
4) Cao Y, et al：Meta-analysis of enteral nutrition versus total parenteral nutrition in patients with severe acute pancreatitis. Ann Nutr Metab 2008；53：268-75
5) Quan H, et al：A meta-analysis of enteral nutrition and total parenteral nutrition in patients with acute pancreatitis. Gastroenterol Res Pract 2011；2011：698248
6) Yi F, et al：Meta-analysis：total parenteral nutrition versus total enteral nutrition in predicted severe acute pancreatitis. Intern Med 2012；51：523-30
7) 真弓俊彦：重症急性膵炎の栄養管理. 急性・重症患者ケア 2013；2：420-6

J 病態別栄養療法

4. 急性膵炎

CQ4-4 重症急性膵炎に対する経腸栄養の開始時期は？

A4-4.
可能な限り入院後48時間以内に経腸栄養を開始することを推奨する（1A）．（作成方法C）

解説

24〜48時間以内に開始した経腸栄養と経静脈栄養の比較研究[1-3]では，経腸栄養施行例で予後改善効果を示した．また，入院後48時間以内の経腸栄養開始についてのメタ解析[4]では，全感染症発症率や膵感染症発症率，高血糖発症率，臓器不全合併率，入院期間の短縮および死亡率の低下を認めた．よって，重症例に対しては，腸管虚血やabdominal compartment syndromeに注意しながら，入院後48時間以内の経腸栄養が推奨される．しかし，本邦では発症9日以降に開始（平均10.8±6.4日）される例が多いのが現状である[5]．

文 献

1) Kalfarentzos F, Kehagias J, Mead N, et al：Enteral nutrition is superior to parenteral nutrition in severe acute pancreatitis：results of a randomized prospective trial. Br J Surg 1997；84：1665-9

2) Gupta R, Patel K, Calder PC, et al：A randomized clinical trial to assess the effect of total enteral and total parenteral nutritional support on metabolic, inflammatory and oxidative markers in patients with predicted severe acute pancreatitis（APACHEⅡ＞or＝6）. Pancreatology 2003；3：406-13

3) Petrov MS, Kukosh MV, Emelyanov NV, et al：A randomized controlled trial of enteral versus parenteral feeding in patients with predicted severe acute pancreatitis shows a significant reduction in mortality and in infected pancreatic complications with total enteral nutrition. Dig Surg 2006；23：336-44

4) Li JY, Yu T, Chen GC, et al：Enteral nutrition within 48 hours of admission improves clinical outcomes of acute pancreatitis by reducing complications：a meta-analysis. PLoS One 2013；8：e64926

5) 竹山宜典，大槻 眞，木原康之，他：重症急性膵炎における消化管内除菌，経腸栄養の方法と開始時期の検討と治療指針の作成．厚生労働科学研究費補助金難治性疾患克服研究事業難治性膵疾患に関する調査研究，平成17年度総括・分担研究報告書 2006；50-3

J 病態別栄養療法

4. 急性膵炎

CQ4-5 経腸栄養の投与ルートは？

A4-5.
空腸に留置した栄養チューブからの栄養剤投与を弱く推奨する．ただし，空腸に留置できない場合は胃や十二指腸から栄養投与を行ってもよい（2B）．（作成方法C）

解説

経胃と経空腸栄養の比較研究や，経胃栄養と経静脈栄養の比較研究では，合併症や入院期間，死亡率に差はなく，メタ解析[1,2]でも，誤嚥や下痢の発症率，疼痛の悪化率，エネルギー出納の達成など差を示していない．しかし，これまでの研究の多くは，経十二指腸や経空腸ルートで経胃投与の研究は少なく，早期の経胃投与で肺合併症が増加したとの報告もある．さらに，膵炎では小腸よりも胃の蠕動がより低下する．このため，空腸ルートからの栄養投与が望ましいが，空腸留置が不可能なら胃や十二指腸から投与してもよい．

文　献

1) Petrov MS, Correia MI, Windsor JA：Nasogastric tube feeding in predicted severe acute pancreatitis. A systematic review of the literature to determine safety and tolerance. JOP 2008；9：440-8
2) Chang YS, Fu HQ, Xiao YM, et al：Nasogastric or nasojejunal feeding in predicted severe acute pancreatitis：a meta-analysis. Crit Care 2013；17：R118

J 病態別栄養療法

4. 急性膵炎

CQ4-6 経腸栄養で使用する栄養剤の種類は，消化態栄養剤（ペプチド型栄養剤）か半消化態栄養剤のどちらがよいか？

A4-6.
どちらを使用してもよい（2C）．（作成方法A）

解説

消化態栄養剤は，半消化態栄養剤よりも膵酵素に対する刺激性が低いとされていたが，消化態栄養剤と半消化態栄養剤の比較研究[1]では，消化態栄養剤で体重減少予防や在院期間の短縮を示した．しかし，経腸栄養の研究を検討したメタ解析[2]では，合併症や感染症の発症率，死亡率に差を認めていない．ただし，栄養剤の種類を目的とした研究は1編[1]で，その解釈には注意が必要である．よって，どちらの栄養剤を使用してもよい．

文　献

1) Tiengou LE, Gloro R, Pouzoulet J, et al：Semi-elemental formula or polymeric formula：is there a better choice for enteral nutrition in acute pancreatitis? Randomized comparative study. JPEN J Parenter Enteral Nutr 2006；30：1-5
2) Petrov MS, Loveday BP, Pylypchuk RD, et al：Systematic review and meta-analysis of enteral nutrition formulations in acute pancreatitis. Br J Surg 2009；96：1243-52

J 病態別栄養療法

4. 急性膵炎

CQ4-7 免疫調節栄養剤による経腸栄養を投与するか？

A4-7.
グルタミンやアルギニン，ω-3系脂肪製剤などの免疫調節栄養剤の有効性を示す根拠はないため，投与しないことを弱く推奨する（2B）．（作成方法E-1）

解説

グルタミン，アルギニン，ω-3系脂肪酸と抗酸化物質を強化した免疫栄養剤と通常栄養剤の比較研究では，予後改善を認めず，メタ解析[1]も臨床効果を示していない．しかし，グルタミン経静脈投与の研究を含めたメタ解析[2]では，グルタミンを補足的に経静脈投与することで，死亡率と感染症発症率が有意に低下したとの報告もある．よって，免疫調整栄養剤を禁止する理由はないが，本邦では静脈投与グルタミン製剤は市販されていない．

文 献

1) Petrov MS, Atduev VA, Zagainov VE：Advanced enteral therapy in acute pancreatitis：is there a room for immunonutrition? a meta-analysis. Int J Surg 2008；6：119-24
2) Asrani V, Chang WK, Dong Z, et al：Glutamine supplementation in acute pancreatitis：a meta-analysis of randomized controlled trials. Pancreatology 2013；13：468-74

J 病態別栄養療法

4. 急性膵炎

CQ4-8 重症急性膵炎に対して，プレまたはプロバイオティックスを投与するか？

> **A4-8.**
> 有効性を示す根拠がないので，プレまたはプロバイオティックスを投与しないことを弱く推奨する（2B）．（作成方法 E-1）

解説

　プレ/プロバイオティックス（シンバイオティックス）やプロバイオティックスの検討では，感染性膵壊死や合併症の発症率低下，在院期間の短縮などの報告もあるが，多施設大規模研究[1]では，投与群で外科的治療率や臓器不全の増加，腸管虚血の増加や死亡率が高率だったと報告している．さらに，これら研究のメタ解析[2]では，感染症や死亡率に対する有益性や，有害性を示していない．

文　献

1) Besselink MG, an Santvoort HC, Buskens E, et al：Probiotic prophylaxis in predicted severe acute pancreatitis：a randomised, double-blind, placebo-controlled trial. Lancet 2008；371：651-9
2) Gou S, Yang Z, Liu T, et al：Use of probiotics in the treatment of severe acute pancreatitis：a systematic review and meta-analysis of randomized controlled trials. Crit Care 2014；18：R57

J 病態別栄養療法

4. 急性膵炎

CQ4-9 経静脈栄養の適応と開始時期は？

> **A4-9.**
> 重症例では，経腸栄養が施行不可能な場合に経静脈栄養を行うことを弱く推奨する（2D）．（作成方法 A）

解説

軽症膵炎に対する早期の経静脈栄養は，血管内カテーテル関連感染症を増やす[1]．また，重症急性膵炎に対する経静脈栄養の開始時期についての臨床検討はない．このため，その適応は進行性のイレウスや膵液瘻，abdominal compartment syndrome や non-occlusive mesenteric ischemia など，経腸栄養が不可能な場合に考慮する．

文 献

1) Sax HC, Warner BW, Talamini MA：Early total parenteral nutrition in acute pancreatitis：lack of beneficial effects. Am J Surg 1987；153：117-24

J　病態別栄養療法

5．中枢神経障害
（1）重症頭部外傷患者に対する栄養療法

CQ5-1-1　栄養はいつ始めるか？

A5-1-1.
経管栄養は1週間以内に開始することを推奨する（1C）．（作成方法 E-1）

CQ5-1-2　栄養投与経路は，経腸，経静脈のどちらを優先するか？

A5-1-2.
経腸栄養に比べ，経静脈栄養のほうが，死亡率が低く転帰が改善される傾向があるが，最近の根拠が乏しいため，優先順位は決められない（推奨度なし，D）．（作成方法 E-1）

CQ5-1-3　経腸栄養投与経路は，経胃もしくは幽門後のどちらを優先するべきか？

A5-1-3.
生存率に関する根拠はないが，肺炎発症率軽減のためには，経胃投与よりも幽門後投与を弱く推奨する（2A）．（作成方法 E-1）

解説

重症頭部外傷患者における早期栄養療法の開始は，死亡率の低下と関連している[1-7]．これらの研究報告は，研究デザインが異なるため検討すべき問題が多いが，受傷後 7 日目までには経静脈栄養あるいは経腸栄養を開始することが望ましい．

早期栄養の投与経路（経静脈的もしくは経腸的）を比較した小規模研究[2,3]では，経腸栄養に比べ経静脈栄養のほうが，死亡率が低く，転帰が改善される傾向を示した．早期経腸栄養の開始は，転帰を改善させることが示され[4,7]，受傷後 48 時間以内の経腸栄養が生存率と Glasgow coma scale が有意に改善することを示した報告[4]もある．

早期経腸栄養の開始は，感染症，人工呼吸器関連肺炎や高血糖の発生率を高めず臨床的転帰改善に寄与している可能性が示されている[6]．一方，腸蠕動が低下していても空腸内への早期栄養投与の耐用性は良く[8]，幽門後への経腸チューブの留置は，有意に後期感染症の発生率を低下させる[9]．内視鏡的胃瘻造設による方法[10]は，有意に人工呼吸器関連肺炎の発生率が低下したと報告している．

文　献

1) Wang X, Dong Y, Han X, et al：Nutritional support for patients sustaining traumatic brain injury：a systematic review and meta-analysis of prospective studies. PLoS One 2013；8：e58838
2) Young B, Ott L, Haack D, et al：Effect of total parenteral nutrition upon intracranial pressure in severe head injury. J Neurosurg 1987；67：76-80
3) Rapp RP, Young B, Twyman D, et al：The favorable effect of early parenteral feeding on survival in head-injured patients. J Neurosurg 1983；58：906-12
4) Chiang YH, Chao DP, Chu SF, et al：Early enteral nutrition and clinical outcomes of severe traumatic brain injury patients in acute stage：a multi-center cohort study. J Neurotrauma 2012；29：75-80
5) Minard G, Kudsk KA, Melton S, et al：Early versus delayed feeding with an immune-enhancing diet in patients with severe head injuries. JPEN J Parenter Enteral Nutr 2000；24：145-9
6) Chourdakis M, Kraus MM, Tzellos T, et al：Effect of early compared with delayed enteral nutrition on endocrine function in patients with traumatic brain injury：an open-labeled randomized trial. JPEN J Parenter Enteral Nutr 2012；36：108-16
7) Dhandapani S, Dhandapani M, Agarwal M, et al：The prognostic significance of the timing of total enteral feeding in traumatic brain injury. Surg Neurol Int 2012；3：31
8) Grahm TW, Zadrozny DB, Harrington T：The benefits of early jejunal hyperalimentation in the head-injured patient. Neurosurgery 1989；25：729-35
9) Acosta-Escribano J, Fernandez-Vivas M, Grau Carmona T, et al：Gastric versus transpyloric feeding in severe traumatic brain injury：a prospective, randomized trial. Intensive Care Med 2010；36：1532-9
10) Kostadima E, Kaditis AG, Alexopoulos EI, et al：Early gastrostomy reduces the rate of ventilator-associated pneumonia in stroke or head injury patients. Eur Respir J 2005；26：106-11

J　病態別栄養療法

5．中枢神経障害
（2）脳卒中患者
a．脳卒中症例の栄養療法の方法

CQ5-2-1　栄養投与経路は，経腸，経静脈のどちらを優先するか？

A5-2-1.
経腸栄養が施行可能である限りは経腸栄養を優先することを強く推奨する（1E, unknown field）．（第2章のA-CQ3を参照）

CQ5-2-2　経腸栄養投与経路は，経胃もしくは幽門後のどちらを優先するべきか？

A5-2-2.
脳卒中に特化した根拠がないので，総論に従って，経胃投与よりも幽門後投与を弱く推奨する（2E, unknown field）．
（第2章のB-CQ3-1を参照）

解説

多施設無作為検討で脳卒中発症7日以内に入院し嚥下障害がある症例に対し，すぐに経管栄養を開始した群（n＝429）と入院後7日以上経ってから開始した群（n＝430）において死亡率や神経学転帰に有意差はなかった[1]．一方，内視鏡的胃瘻造設による経管栄養法は，有意に人工呼吸器関連肺炎の発生率が低下したと報告[2]している．

脳梗塞症例で，早期経腸栄養が免疫能に及ぼす影響を観察した単施設無作為検討がある[3]．本報告では，経腸栄養を早期に行うことにより免疫の状態が改善した可能性を指摘している．

CQ1の栄養投与経路経（経静脈か経腸か），CQ2の経腸栄養投与経路（経胃か幽門後か）に関する脳卒中に特化したエビデンスがないので，総論に従って推奨した．

文　献

1) Dennis MS, Lewis SC, Warlow C, et al：
   Effect of timing and method of enteral
   tube feeding for dysphagic stroke patients
   (FOOD)：a multicentre randomised con-
   trolled trial. Lancet 2005；365：764-72
2) Kostadima E, Kaditis AG, Alexopoulos EI,
   et al：Early gastrostomy reduces the rate
   of ventilator-associated pneumonia in
   stroke or head injury patients. Eur Respir
   J 2005；26：106-11
3) Bakiner O, Bozkirli E, Giray S, et al：
   Impact of early versus late enteral nutri-
   tion on cell mediated immunity and its
   relationship with glucagon like peptide-1
   in intensive care unit patients：a prospec-
   tive study. Crit Care 2013；17：R123

J　病態別栄養療法

5．中枢神経障害
（2）脳卒中患者
b．脳卒中症例の栄養療法の種類

CQ5-2-3　脳卒中患者に補食的な特殊栄養素を投与するか？

A5-2-3.
補食的な特殊栄養素の臨床的効果は不明であり，投与しないことを弱く推奨する（2A）．（作成方法G）
＊臨床的に重要なアウトカムを評価した論文がないので，構造化抄録は作成しない．

解説

　経口摂取可能な脳卒中症例（くも膜下出血を除く）で，病院食のみの群と病院食に蛋白が豊富な補食を加えた群での比較が行われ，死亡率，神経学的転帰に有意差はなかったと報告されている[1]．経管栄養による検討では，脳梗塞急性期の老人に乳清入りとカゼイン入りのものとを比較し，死亡率に変化はみられなかったが，乳清入りのグループで有意に血清中のIL-6が低下しグルタチオンが上昇したと報告している[2]．乳清入りの経腸栄養は炎症を抑え抗酸化作用を強めた可能性が指摘されている．

　重症脳卒中症例で最初の1週間のカロリー投与と転帰を検討した検討では，8.25〜16.5kcal/kg/dayで経腸栄養をした群の生存が最も良かったと報告[3]されている．GCS 8点以下の脳卒中症例でグルタミン，アルギニン，ω-3系脂肪酸を豊富に含有した経腸栄養剤を2週間投与した結果，通常の経管栄養よりCD4のリンパ球が上昇し，エイコサペンタエン酸が増加しアラキドン酸が低下したと報告[4]されているが，転帰に差はなかった．これらの研究は，組み入れられた症例数（n＝18）が極端に少ないことに留意するべきである．

文　献

1) Dennis MS, et al：Routine oral nutritional supplementation for stroke patients in hospital（FOOD）：a multicentre randomised controlled trial. Lancet 2005；365：755-63
2) de Aguilar-Nascimento JE, et al：Early enteral nutrition with whey protein or casein in elderly patients with acute ischemic stroke：a double-blind randomized trial. Nutrition 2010；27：440-4
3) Wakita M, et al：Impact of energy intake on the survival rate of patients with severely ill stroke. Asia Pac J Clin Nutr 2013；22：474-81
4) 海老原貴之, 他：脳卒中患者に対するimmuno-enhancing dietを用いた早期経腸栄養が免疫機能へ及ぶす影響. 日救急医会誌2006；17：83-91

J 病態別栄養療法

5. 中枢神経障害
(3) 低体温療法中の栄養療法

CQ5-3-1 低体温療法中に推奨される栄養療法は何か？

A5-3-1.
低体温療法中に推奨される特別な栄養療法はない（unknown field D）．（作成方法 G）
＊RCT が存在しないので，構造化抄録は作成しない．

解説

低体温療法中の栄養療法について参考になる RCT は存在しない．脳梗塞症症例（n＝10）で低体温療法中の総エネルギー消費量を間接カロリー計で検討[1]によると，低体温療法導入前には平均 1,549 kcal であったが，低体温療法開始後 3 日目には 1,157 kcal と有意に低下した．また，心停止後患者の低体温療法中の経管栄養と耐用性に対する研究[2]によると，低体温（32〜34℃，24 時間）から常温に戻すまで経腸的に栄養を投与したところ，83％の患者で経胃的栄養の耐用性（1 kcal/mL，10 mL/hr）があり，嘔吐の合併症は冷却期（32〜34℃）で 9.6％，復温期（〜36.5℃）で 19.2％であった．低体温療法中の心停止後症候群でも，栄養剤の投与は可能であるが，温度が 32〜34℃に到達した後は，栄養剤の投与速度を減少させることを考えるべきである．

文　献

1) Bardutzky J, Georgiadis D, Kollmar R, et al：Energy expenditure in ischemic stroke patients treated with moderate hypothermia. Intensive Care Med 2004；30：151-4
2) Williams ML, Nolan JP：Is enteral feeding tolerated during therapeutic hypothermia? Resuscitation 2014；85：1469-72

J　病態別栄養療法

6.　高度肥満

CQ6　高度肥満重症患者において栄養療法はどのように行うべきか？

A6.
BMI 30 以上の肥満患者に対しては，高蛋白低エネルギーの栄養投与を弱く推奨する（2C）．（作成方法 A）
エネルギー投与量は間接熱量計による測定値もしくは推測されるエネルギー消費量のどちらかの 60〜70%，もしくは理想体重で 20〜25 kcal/kg/day を目標とし，蛋白およびアミノ酸投与量に関しては，1.2 g/kg（実体重）/day を目標とすることを弱く推奨する（2C）．（作成方法 A）

解説

　重症の肥満患者では，BMI が正常の症例に比してインスリン抵抗性，感染，血栓症などのリスクが高く[1]，体重減少によりインスリンの感受性が改善するなど，病態および予後が改善する可能性がある．また，十分な蛋白投与により窒素バランスを保ち，創傷治癒を促進する[2]と考えられている．後方視的研究でBMI＞40では2g/kg理想体重/dayの蛋白投与量では不十分であることが指摘された[1]．

　高度肥満患者を対象とした1つの観察研究では高蛋白，必要エネルギー量を投与した群に対し低エネルギー高蛋白群において在院日数，死亡率の改善を認めた．1つのケースシリーズ研究では，低エネルギー高蛋白群では，これまでの研究の結果に比して合併症の増加を認めず，別のケースシリーズ研究で低エネルギー高蛋白投与群において窒素バラ

ンスは正になり，創傷治癒に問題は認められなかった．しかし，RCT では両群に有意差はなかった[3]．また，観察研究であるが，高い BMI 患者に対する低エネルギー低蛋白療法では 60 日予後の悪化を認めた[4]．

　以上より，低エネルギー高蛋白栄養療法を行うことにより肥満患者の予後を少なくとも悪化はさせず，改善できると考えられる．

　消費エネルギーの推定式に関しては，BMI が 30 もしくは 45 を超える患者群での比較では Penn State University 2010 predictive equation が推定式の中で間接熱量計の結果との誤差が最小であった[5]．また，60 歳を超えた BMI が 30 を超える症例に対しては the modified Penn State equation が最低の誤差であった[5]．

　以上より，おおむねの目標は，エネルギーに関しては，間接熱量計の測定量もしくは Penn State University 2010 predictive equation, 60歳以上では modified PSU による推定されたエネルギーの60〜70％を投与，または理想体重で20〜25 kcal/kg/day[3]もしくは実際の体重で11〜14 kcal/kg/day とする．

ただ，実体重で11〜14 kcal/kg/day でも窒素バランスの改善，予後が悪化しなかったことを示した研究はわずか13名の術後症例かつ TPN での管理の観察研究もしくは在宅 PN による管理症例での研究であり，本ガイドラインの対象症例とはかなり異なり，根拠として非常に弱いことは留意するべきである．また，理想体重で22 kcal/kg/day による管理でもそれ以上にエネルギーを与えた群と差がなかったことを示した研究[3]は30名の入院症例，ICU はそのうちの13例であり，いずれにしても根拠としては弱い．

蛋白およびアミノ酸投与量に関しては，1.2 g/kg（実体重）/day[3]もしくは BMI＞40 の場合 2.5 g/kg（理想体重）/day，30＜BMI＜40 では 2 g/kg（理想体重）/day 以上を目標[2]とする．

また，減量手術の既往のある症例では，鉄，銅[1]，亜鉛，セレン，チアミン，葉酸，ビタミンB_{12}，D の欠乏が予想されるため評価の必要があることを付記しておく．

なお，本項は A. S. P. E. N. Clinical Guidelines：Nutrition Support of Hospitalized Adult Patients With Obesity[6]および Guidelines for the Provision and Assessment of Nutrition Support Therapy in the Adult Critically Ill Patient[7]を参考に作成された．

また，本邦[8]と世界[9]では肥満の定義が違うが，BMI 25 を超えると正常範囲から外れるという点では同様である．日本人では西洋人よりもより低い BMI で肥満関連疾患を発症する可能性が指摘されており[8]，他国のデータを使用し，推奨を作成することには注意を要するが，今現在本邦の集中治療領域で高度肥満症例に関するデータは認められないため，他国のデータを引用し，推奨を作成した．

文　献

1) Elamin EM：Nutritional care of the obese intensive care unit patient. Curr Opin Crit Care 2005；11：300-3
2) Choban PS, Dickerson RN：Morbid obesity and nutrition support：is bigger different? Nutr Clin Pract 2005；20：480-7
3) Choban PS, Burge JC, Scales D, et al：Hypoenergetic nutrition support in hospitalized obese patients：a simplified method for clinical application. Am J Clin Nutr 1997；66：546-50
4) Alberda C, Gramlich L, Jones N, et al：The relationship between nutritional intake and clinical outcomes in critically ill patients：results of an international multicenter observational study. Intensive Care Med 2009；35：1728-37
5) Frankenfield DC, Coleman A, Alam S, et al：Analysis of estimation methods for resting metabolic rate in critically ill adults. JPEN J Parenter Enteral Nutr 2009；33：27-36
6) Choban P, Dickerson R, Malone A, et al：A. S. P. E. N. Clinical guidelines：nutrition support of hospitalized adult patients with obesity. JPEN J Parenter Enteral Nutr 2013；37：714-44
7) McClave SA, Martindale RG, Vanek VW, et al：Guidelines for the Provision and Assessment of Nutrition Support Therapy in the Adult Critically Ill Patient：Society of Critical Care Medicine (SCCM) and American Society for Parenteral and Enteral Nutrition (A. S. P. E. N.). JPEN J Parenter Enteral Nutr 2009；33：277-316
8) 齋藤　康，白井厚治，中村　正，他：肥満の定義（診断基準）肥満研究（臨時増刊号）肥満症診断基準 2011；17（Extra Edition）：1-6
9) WHO Available from：http://www.who.int/dietphysicalactivity/childhood_what/en/(accessed on 29 Oct. 2015.)

第3章
栄養管理の実際
小児

A 栄養療法の必要性

1. 栄養投与の必要性

CQ1 栄養不良の予後への影響と対処方法は？

> **A1.**
> 1) 栄養不良は予後に影響する可能性がある（2C）．（作成方法 F-1）
> 2) しかし，対処方法については未解決である（unknown field, C）．（作成方法 F-1）

解説

　小児入院患者における栄養不良は，入院期間や病状経過に関わる[1,2]．重症病態に陥った小児の栄養不良の割合は近年大きく変化はしていない[3,4]．栄養不良と臨床転帰の関係について，Leite ら[2]は身体計測による栄養評価を行い，栄養不良群における死亡率は有意に高値であったとしている．また，近年行われた小児集中治療室に入室した2歳以上の患児（385例）の前向き検討では，栄養不良により人工呼吸管理日数の有意な増加を認めた[5]．

　小児重症病態ではエネルギー投与量の不足と過剰がともによく認められるため，適切な栄養評価と栄養投与量，投与方法の決定を目指すことが良好な臨床経過の一助となる．また，小児においては，短期間であれ ICU 滞在中の十分な栄養投与は成長を加味すれば重要である．しかし，小児集中治療領域における栄養不良に対する対処法については，質の高いエビデンスは不足しており，未解決の領域が多い．本項目は ASPEN/SCCM2009 で扱われている．

文　献

1) Pollack MM, Ruttimann UE, Wiley JS：Nutritional depletions in critically ill children：associations with physiologic instability and increased quantity of care. JPEN J Parenter Enteral Nutr 1985；9：309-13
2) Leite HP, Isatugo MK, Sawaki L, et al：Anthropometric nutritional assessment of critically ill hospitalized children. Rev Paul Med 1993；111：309-13
3) Hulst J, Joosten K, Zimmermann L, et al：Malnutrition in critically ill children：from admission to 6 months after discharge. Clin Nutr 2004；23：223-32
4) Pollack MM, Wiley JS, Kanter R, et al：Malnutrition in critically ill infants and children. JPEN J Parenter Enteral Nutr 1982；6：20-4
5) de Souza Menezes F, Leite HP, Koch Nogueira PC：Malnutrition as an independent predictor of clinical outcome in critically ill children. Nutrition 2012；28：267-70

B 栄養評価

1. 栄養評価の必要性

CQ1 栄養評価はどのように行うか？

A1-1.
ICU 入室前および入室後経時的な栄養評価を行うことを弱く
推奨する（2D）．（作成方法 F-1）
A1-2.
個々に栄養投与計画を作成することを弱く推奨する（2D）．
（作成方法 F-1）

2. 栄養評価指標の有無

CQ2 客観的な栄養評価指標として何を使うか？

A2.
客観的な栄養評価指標はない（unknown field, D）．（作成方法
F-1）

解説

　重症病態に陥った小児では，病状経過の間に栄養評価を行うことが望ましい．栄養評価において，身体計測は最も身近で定量化できる指標である[1]．体重測定は小児における栄養状態の指標として価値あるものであるが，ICU 在室中においては輸液療法，利尿薬の使用など，体液量に影響を及ぼす因子を考慮し た上で解釈する必要がある．栄養不良は臨床転帰に影響を及ぼす可能性があり，予定入室例の入室前を含め，経時的に栄養評価を行うことは ICU 入室患児にとって重要である．栄養評価に使用される血液検査項目の中で，アルブミンは代表的な栄養評価指標として用いられているが，重症病態においては，アルブミン製剤の投与，脱水や輸液などによる循環血液量の増減や肝機能障害により影響を受け

るため，血清アルブミン濃度は栄養指標として使用できない．プレアルブミンは，比較的短期の蛋白栄養指標として，トランスフェリンとレチノール結合蛋白とともによく用いられる[2]．しかし，重症病態においては，侵襲への代謝応答の中で肝臓における蛋白合成の優先順位が変化し，アルブミンやプレアルブミンの合成は低下するので[3]，単純に栄養評価としては使用できない[4]．本項目はASPEN/SCCM2009で扱われている．

文　献

1) Hulst JM, van Goudoever JB, Zimmermann LJ, et al : The effect of cumulative energy and protein deficiency on anthropometric parameters in a pediatric ICU population. Clin Nutr 2004 ; 23 : 1381-9

2) Robinson MK, Trujillo EB, Mogensen KM, et al : Improving nutritional screening of hospitalized patients : the role of prealbumin. JPEN J Parenter Enteral Nutr 2003 ; 27 : 389-95

3) Dickson PW, Bannister D, Schreiber G : Minor burns lead to major changes in synthesis rates of plasma proteins in the liver. J Trauma 1987 ; 27 : 283-6

4) Hulst JM, van Goudoever JB, Zimmermann LJ, et al : The role of initial monitoring of routine biochemical nutritional markers in critically ill children. J Nutr Biochem 2006 ; 17 : 57-62

C　エネルギー投与量

1.　栄養消費量の推定

CQ1　エネルギー消費量はどのように推定するか？

A1.
間接熱量計を用いてエネルギー消費量を計測し，なければ予測計算式を使うことを弱く推奨する(2C)．（作成方法F-1）

2.　栄養投与量の決定

CQ2　エネルギー投与量の決定はどのように行うか？

A2.
至適エネルギー投与量に関する十分なエビデンスはない(unknown field, C)．（作成方法F-2）

解説

　手術，外傷やその他侵襲によりエネルギー必要量は大きく変化し，侵襲の大きさや期間などに左右されるが，一般的に異化の応答が引き起こされる．血清中のインスリン拮抗ホルモンの上昇により，インスリン抵抗性が誘発され，現状の代謝ストレス応答に必要なエネルギーや必須基質を提供するべく体内貯蔵蛋白や脂肪の異化が起こる[1]．ICUで人工呼吸管理下の患児では，病態や状況によりさまざまな代謝状態が生じるが，早期には代謝亢進となる傾向にある[2]．重症熱傷患児では，受傷後大きく代謝亢進に傾き，標準的な計算式を用いた推測の安静時エネルギー消費量（resting energy expenditure：REE）は，実測のREEを下回る[3]．この期間に適切なエネルギー供給を行うことができない場合，危険な量の徐脂肪体重喪失により，栄養不良状態をさらに悪化させる可能性がある．小児集中治療領域において低エネルギーの栄養投与が臨床転帰に悪影響を及ぼすという決定的な根拠は存在しないが，Larsenら[4]は小児開心術後での低エネルギーの栄養投与はICU在室日数や人工呼吸管理日数を延長させたと報告している．一方，鎮静薬を投与され人工

呼吸管理中の重症病態の患児では，活動の低下や一時的な成長停止により，真のエネルギー消費量は逆に少なくなっている可能性がある．この場合，健常な小児を想定して作られたエネルギー推定量計算式を用い，さらに侵襲を加味してエネルギー投与量を決定した場合，過剰投与につながる可能性がある[5]．過剰投与は，二酸化炭素産生増加をもたらし人工呼吸からの離脱を妨げる，脂肪肝や胆汁鬱滞による肝機能障害，高血糖と関連する感染性合併症の増加などを介し，人工呼吸期間やICU在室日数の増加など有害な結果をもたらす[6,7]．よって，ICU在室の幅広い小児患者群に画一的に推測式で計算されたREEや侵襲因子をそのまま適用することは，安易で不正確になる恐れがある[8,9]．以上より，これら重症病態に陥った小児患者のエネルギー消費量の測定に関しては，間接熱量計によるREEの測定が望ましい．さまざまな重症病態の小児で，間接熱量計によるREE測定が可能との報告がある[10-12]．ただし，機材は高価であり，日常的に使用するのは困難である．

　重症病態に陥った小児への適切なエネルギー投与量に関してはほとんど検討されていない．推奨されるエネルギー投与量に関しては今後の研究が待たれる．本項目はASPEN/SCCM2009で扱われている．

文　献

1) de Groof F, Joosten KF, Janssen JA, et al：Acute stress response in children with meningococcal sepsis：important differences in the growth hormone/insulin-like growth factor I axis between nonsurvivors and survivors. J Clin Endocrinol Metab 2002；87：3118-24
2) Coss-Bu JA, Jefferson LS, Walding D, et al：Resting energy expenditure and nitrogen balance in critically ill pediatric patients on mechanical ventilation. Nutrition 1998；14：649-52
3) Suman OE, Mlcak RP, Chinkes DL, et al：Resting energy expenditure in severely burned children：analysis of agreement between indirect calorimetry and prediction equations using the Bland-Altman method. Burns 2006；32：335-42
4) Larsen BM, Goonewardene LA, Field CJ：Low energy intakes are associated with adverse outcomes in infants after open heart surgery. JPEN J Parenter Enteral Nutr 2013；37：254-60
5) Letton RW, Chwals WJ, Jamie A, et al：Early postoperative alterations in infant energy use increase the risk of overfeeding. J Pediatr Surg 1995；30：988-92
6) Grohskopf LA, Sinkowitz-Cochran RL, Garrett DO, et al：A national point-prevalence survey of pediatric intensive care unit-acquired infections in the United States. J Pediatr 2002；140：432-8
7) Alaedeen DI, Walsh MC, Chwals WJ：Total parenteral nutrition-associated hyperglycemia correlates with prolonged mechanical ventilation and hospital stay in septic infants. J Pediatr Surg 2006；41：239-44
8) Mehta NM, Bechard LJ, Leavitt K, et al：Cumulative energy imbalance in the pediatric intensive care unit：role of targeted indirect calorimetry. JPEN J Parenter Enteral Nutr 2009；33：336-44
9) Vazquez Martinez JL, Martinez-Romillo PD, et al：Predicted versus measured energy expenditure by continuous, online indirect calorimetry in ventilated, critically ill children during the early postinjury period. Pediatr Crit Care Med 2004；5：19-27
10) de Klerk G, Hop WC, de Hoog M, et al：Serial measurements of energy expenditure in critically ill children：useful in optimizing nutritional therapy? Intensive Care Med 2002；28：1781-5
11) White MS, Shepherd RW, McEniery JA：Energy expenditure measurements in ventilated critically ill children：within- and between-day variability. JPEN J Parenter Enteral Nutr 1999；23：300-4
12) White MS, Shepherd RW, McEniery JA：Energy expenditure in 100 ventilated, critically ill children：improving the accuracy of predictive equations. Crit Care Med 2000；28：2307-12

H 経腸栄養投与プロトコール，チーム医療

1. 経腸栄養投与プロトコール，チーム医療（NST）の意義

CQ1 経腸栄養プロトコールやチーム医療の意義は何か？

A1.
より早く目標エネルギー投与量に達する手段として，栄養サポートチーム（nutrition support team：NST）の介在や，積極的な経腸栄養プロトコールの使用を弱く推奨する(2D)．（作成方法F-1）

解説

本邦においてもNSTは定着しつつあるが，小児集中治療における患児の転帰に及ぼす影響は明らかでない．PICU入室患者においてNSTの関与度合いは経腸栄養実施率の上昇に関連し，経腸栄養施行日数が在室日数の半分を超える患児では死亡リスクが低かったとする報告[1]がある一方，目標エネルギー量や蛋白量に達する時間に関して差はなかったとの報告[2]もある．

重症病態の小児において，栄養投与プロトコールは早期経腸栄養を行うために有益な可能性がある[3]．Petrillo-Albarano ら[4]は経腸栄養プロトコールに関する前向き検討を行い，目標エネルギー量到達までの時間の有意な減少と下痢や便秘など消化管合併症の減少を認めた．本項目はASPEN/SCCM2009で扱われている．

文 献

1) Gurgueira GL, Leite HP, Taddei JA, et al：Outcomes in a pediatric intensive care unit before and after the implementation of a nutrition support team. JPEN J Parenter Enteral Nutr 2005；29：176-85
2) Lambe C, Hubert P, Jouvet P, et al：A nutritional support team in the pediatric intensive care unit：changes and factors impeding appropriate nutrition. Clin Nutr 2007；26：355-63
3) Briassoulis GC, Zavras NJ, Hatzis MD TD：Effectiveness and safety of a protocol for promotion of early intragastric feeding in critically ill children. Pediatr Crit Care Med 2001；2：113-21
4) Petrillo-Albarano T, Pettignano R, Asfaw M, et al：Use of a feeding protocol to improve nutritional support through early, aggressive, enteral nutrition in the pediatric intensive care unit. Pediatr Crit Care Med 2006；7：340-4

日本版 重症患者の栄養療法ガイドライン
－総論 2016 ＆ 病態別 2017－（J-CCNTG）ダイジェスト版
Japanese Guidelines for Nutrition Support Therapy in the Adult and Pediatric
Critically Ill Patients：General and Disease-Specific Nutrition Support Therapy

2018 年 3 月 10 日　第 1 版第 1 刷発行
2018 年 4 月 20 日　第 1 版第 2 刷発行
2023 年 6 月 30 日　第 1 版第 3 刷発行

ガイドライン作成者　　　一般社団法人日本集中治療医学会
　　　　　　　　　　　　日本版 重症患者の栄養管理ガイドライン
　　　　　　　　　　　　作成委員会
ダイジェスト版編集者　　小 谷 穣 治
　　　　　　　　　　　　東別府 直 紀

発 行 者　　小 林 俊 二
発 行 所　　株式会社シービーアール

〒 113-0033
東京都文京区本郷 3-32-6 ハイヴ本郷 3F
電　話　（03）5840-7561（代）　Fax　（03）3816-5630
E-mail ／ sales-info@cbr-pub.com

印刷・製本　三報社印刷㈱

※定価は表紙に表示
　してあります

ISBN 978-4-908083-91-4　C3047
Printed in Japan

電子版無料ダウンロードサービス「コンテンツ引換コード」のご利用方法

本書をご購入いただき誠にありがとうございます. お客様特典として「コンテンツ引換コード」で, 本書の電子版を無料でダウンロードいただけます.

コンテンツ引換コード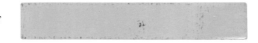

◆ダウンロード手順

以下の URL へアクセスしてください.
「コンテンツ引換コード」入力画面の URL
https://www.contendo.jp/cbr-book/

ConTenDo の「コンテンツ引換コードの利用」画面が表示されます.
コンテンツ引換コード利用の入力欄に「**コンテンツ引換コード**」を入力して,［**引換コードを利用する**］をクリックしてください.

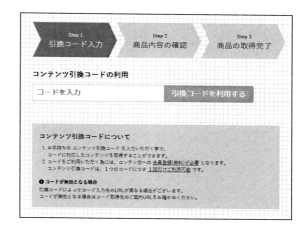

ログイン画面が表示されます.
コンテン堂を初めてご利用になる方は,

［**会員登録へ進む**］ボタンをクリックして会員登録を行ってから, ログインしてください.
すでに登録済みの方は, メールアドレス (ID) とパスワードを入力して、［**ログイン**］ボタンをクリックして【6】に進んでください.

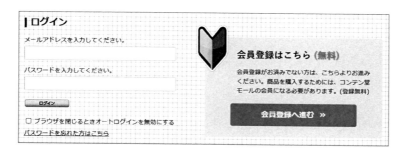

規約をご確認のうえ同意するにチェックし，必要事項を入力して，［規約に同意して登録する］ボタンをクリックします．

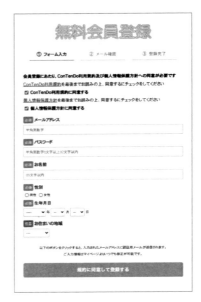

「確認メールの送付」画面が表示され，登録したメールアドレスへ確認メールが送られてきます確認メールにある URL をクリックすると，コンテン堂会員登録が完了します．

「コンテンツ内容の確認」画面が表示されます．
［商品を取得する］ボタンをクリックすると
「商品取得完了」画面が表示されます．

［マイ書棚へ移動］ボタンをクリックすると，
「マイ書棚」画面が表示されます．

表示された表紙をクリックして，下記のいずれかの方法でご閲覧ください．

1. 「ブラウザビューア」を利用する
   「ブラウザで読む」をクリックすると，お手元のブラウザにてそのままご閲覧頂けます．

2. 「パソコン版 ConTenDo ビューア」を利用する
   「アプリで読む」（※）をクリックするか，以下の URL へアクセスし，「パソコン版 ConTenDo ビューア」をインストールしてください．

   ※こちらはモバイル端末からのアクセスでは表示されません．

   https://contendo.jp/Viewer/Pc